W0072478

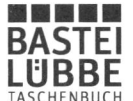

BASTEI
LÜBBE
TASCHENBUCH

Über die Autorin:

Dr. Martina Frei, geboren 1965, hat in Freiburg und München Medizin studiert. Acht Jahre arbeitete sie als Ärztin in Deutschland und in der Schweiz. Nach der gefühlt 1368. Mittelohrentzündung wechselte sie auf die Ringier-Journalistenschule und arbeitet heute als Wissenschaftsredakteurin für die SonntagsZeitung und den Zürcher *Tages-Anzeiger*, als freiberufliche Medizinjournalistin sowie Hausärztin. Die unglaublichen Medizinfälle erscheinen seit Oktober 2009 als regelmäßige Kolumne im Tages-Anzeiger. Für die Taschenbuch-Neuausgabe hat Martina Frei den Text komplett durchgesehen und um einige unveröffentlichte Fallgeschichten erweitert. Martina Frei lebt in der Nähe von Zürich.

MARTINA FREI

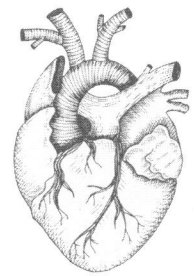

DAS MÄDCHEN MIT DEN ZWEI BLUTGRUPPEN

Unglaubliche Fallgeschichten aus der Medizin

Erweiterte und überarbeitete
Taschenbuchausgabe

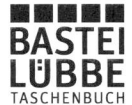

BASTEI
LÜBBE
TASCHENBUCH

BASTEI LÜBBE TASCHENBUCH
Band 60 969

Dieser Titel ist auch als E-Book erschienen.

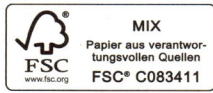

Vollständige Taschenbuchausgabe der im Eichborn Verlag
erschienenen Hardcoverausgabe

Copyright © 2009, 2017 by Bastei Lübbe AG, Köln
Überarbeitete Neuausgabe
Titelillustration: © FinePic/shutterstock
Umschlaggestaltung: ZERO Werbeagentur, München
Satz: Urban SatzKonzept, Düsseldorf
Gesetzt aus der Adobe Caslon Pro
Druck und Verarbeitung: CPI books GmbH, Leck – Germany
ISBN 978-3-404-60969-7

4 6 8 7 5

Sie finden uns im Internet unter www.luebbe.de
Bitte beachten Sie auch: www.lesejury.de

Ein verlagsneues Buch kostet in Deutschland und Österreich jeweils netto ohne USF
überall dasselbe. Damit die kulturelle Vielfalt erhalten und für die Leser bezahlbar
bleibt, gibt es die gesetzliche Buchpreisbindung. Ob im Internet, in der Groß-
buchhandlung, beim lokalen Buchhändler, im Dorf oder in der Großstadt – überall
bekommen Sie Ihre verlagneuen Bücher zum selben Preis.

Inhalt

Vorwort

Seit der Erstauflage dieses Buchs sind bereits acht Jahre vergangen. In mindestens einem Fall hat es geholfen, ein ungewöhnliches medizinisches Problem rasch zu klären. Die Patientin mit einer Lungenentzündung hatte unwissentlich einen Zahn in der Lunge. Ihre behandelnde Ärztin erinnerte sich beim Anblick des Röntgenbilds an die passende ungewöhnliche Fallgeschichte auf Seite 63. Das Beispiel zeigt, wie hilfreich die Lektüre für Ärzte wie Patienten sein kann.

Dieses Buch beschreibt Gefahren für Leib und Seele, von denen die meisten keine Ahnung haben. Kaum jemand kennt zum Beispiel das Risiko, das von Friseursalons ausgeht. Oder von gegrillten Fleischröllchen. Und wer weiß schon, dass eine Spielzeugpistole zu jahrzehntelangem Mundgeruch führen kann? Hier wird schonungslos aufgeklärt.

Gleichzeitig gibt dieses Buch Tipps. Zahlreiche diagnostische Methoden werden bislang kaum genützt, weil fast niemand sie kennt. Mussten Sie schon mal beim Arzt »Only the good die young« vorsingen – »Nur die Guten sterben früh«? Wohl kaum. Dabei könnte Ihr Gesang einiges über den Zustand Ihrer Herzarterien offenbaren. Auch Ärzte dürften bei der Lektüre neue diagnostische Möglichkeiten entdecken.

Wer umgekehrt seinen Arzt mal mit etwas anderem als Husten-Schnupfen-Heiserkeit beeindrucken will, findet auf den folgenden Seiten eine Fülle an Ideen. Das gilt ganz besonders für hypochondrisch veranlagte Menschen. Spüren Sie in sich hinein: Reibt da nicht ganz fein etwas unter dem Augenlid? Das könnte die Kontaktlinse sein, die Sie vor Jahren – vermeintlich – verloren haben.

Dieses Buch warnt aber nicht nur, es beruhigt auch: Man kann zum Beispiel mit einem 31 Zentimeter langen Messer im Rücken noch durch die Gegend laufen. Ganz zu schweigen von den innovativen Therapien, dank denen Menschen in Not auf wundersame Weise Hilfe erfuhren.

Egal ob Schwindel, Rückenschmerzen, unangenehme Körpergerüche oder andere Leiden: Heilung ist möglich. Oft braucht es dazu nicht einmal einen Arzt.

Überraschende Heilverfahren

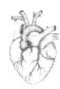

Eine Fülle unglaublicher Behandlungsmethoden sind den Ärzten entweder unbekannt, oder sie schlagen die Hände über dem Kopf zusammen, wenn sie nur davon hören. Dabei handelt es sich teilweise um Heilverfahren im wahrsten Sinn des Wortes. Wer im Krankheitsfall nicht alles dem Arzt überlassen will und gern selbst Hand anlegt, sei auf die folgenden Methoden verwiesen. (Der Rechtsweg ist ausgeschlossen.)

Die Pantoffelbehandlung

Wer schlecht sieht, könnte zum Beispiel seinen Partner bitten, einen Schuh zu schmeißen, so wie im Fall eines alten Ehepaares mit Hund in Großbritannien.

Genervt vom Kläffen seines Hundes warf der Ehemann einen Pantoffel nach dem Tier. Dummerweise traf er stattdessen seine Ehefrau am Auge – woraufhin diese besser sah: Ihre Welt war mit einem Mal bunter, die Farben leuchteten stärker, und das Tageslicht blendete sie weniger. Der trübe Schleier vor ihrem Auge hatte sich endlich gelüftet, dank dem beherzten Wurf.

Deshalb sah die 86-Jährige auch zunächst keinen Grund, zum Doktor zu gehen. Als sie nach einer Woche schließlich doch Augenärzte zurate zog, wurde aus dem wundersamen Ereignis eine »traumatische Dislokation der Augenlinse« – die Wucht des fliegenden Pantoffels hatte ihre getrübte Augenlinse aus der Sehachse befördert.

Wie nahezu alle über 65-Jährigen hatte auch die Frau des Pantoffelwerfers Grauen Star. Meist ist die Katarakt, wie der Graue Star im Medizinerlatein heißt, altersbedingt. Das Eintrüben der Linse kann auch Folge von Augenverletzungen sein, von Stoffwechselstörungen wie Diabetes, zu viel Cortison-ähnlichen Medikamenten oder Röntgenstrahlen. Es kommt sogar bei Kindern vor, zum Beispiel wenn sie im Mutterleib eine Rötelninfektion durchgemacht haben.

Eine Behandlungsmethode war bereits im alten Babylon bekannt – wenn auch nicht mit dem Hausschuh, sondern mit einem spitzen Gegenstand. Der »Starstecher« setzte seitlich an der Augenhornhaut einen Schnitt, schob eine spitze Starnadel bis zur Linse vor und drückte diese aus der Sehachse nach unten, in den Glaskörper des Auges. Nach getaner Arbeit machte sich der Operateur tunlichst aus dem Staub, um nicht für die oft folgende Augeninfektion haften zu müssen.

Heute arbeiten die Augenärzte gründlicher: Sie entfernen meist den vorderen Teil der Linsenkapsel und das trübe Linsenmaterial. Weil die Linse eine Brechkraft von etwa 18 Dioptrien hat, wird dem Patienten bei der Operation in der Regel noch eine Kunstlinse eingesetzt, andernfalls wäre er stark weitsichtig.

Wird die Linse nur in den Augenglaskörper verschoben, wie bei der 86-Jährigen, steigt ziemlich sicher der Druck im Sehorgan oder es kommt zur Entzündung. Das kann ins Auge gehen und zur Erblindung führen, auch wenn die Sehkraft sich kurzfristig bessert. Deshalb rieten die Augenärzte der Seniorin zur Operation.

Der Ehemann der Patientin, der sich ungewollt als Starstecher betätigt hatte, litt übrigens ebenfalls beidseitig am Grauen Star – was vielleicht seine mangelnde Wurfgenauigkeit erklärt.

Sollte die Kunstlinse jemals verrutschen, gibt es eine sehr vergnügliche Behandlung. Entdeckt hat sie vor einigen Jahren ein junger Mann. Normalerweise sah der 19-Jährige die Welt durch gleichmäßig runde Pupillen, damals aber war eine seiner Pupillen schräg schlitzförmig.

Schuld daran war ein Schlag auf das rechte Auge. Dabei wurde seine Kunstlinse aus der Augenkammer hinter der hellblauen Iris vor diese katapultiert. Die künstliche Linse war ihm im Alter von acht Jahren eingesetzt worden, weil seine eigene infolge eines Unfalls eingetrübt war.

Am Zürcher Universitätsspital tröpfelten die Ärzte dem jungen Mann ein Medikament ins Auge, das die Pupille erweiterte. Dadurch, so hofften sie, würde die Linse ihren Weg zurückfinden. Leider glückte das nur bedingt – die diskusförmige Kunstlinse rutschte zur Hälfte wieder an den richtigen Ort. Die andere Hälfte aber war weiterhin in der vorderen Augenkammer zu sehen, und das rechte Auge des Mannes ähnelte nun eher einem Schlangenauge als dem eines Menschen. Also wurde ein Operationstermin anberaumt.

Am Wochenende davor gönnte sich der 19-Jährige in einem Vergnügungspark noch drei Fahrten im Silver Star, eine der größten Achterbahnen Europas. Bis auf eine Höhe von 73 Metern werden die Wagen dort hochgezogen – dann stürzen sie mit fast 130 Kilometer pro Stunde in die Tiefe, um kurz darauf raketengleich wieder nach oben zu jagen. Fliehkräfte von bis zu vier g, der vierfachen Fallbeschleunigung, wirken dabei auf die Passagiere.

Durch den Nervenkitzel weiteten sich bei dem Patienten vermutlich die Pupillen – eine Wirkung des Stresshormons Adrenalin, das in solchen Situationen ausgeschüttet wird. Die enormen

Kräfte in der Achterbahn erfassten auch seine Kunstlinse. Einige Stunden nach dem Höllenritt fiel dem 19-Jährigen auf, dass sie wieder am richtigen Ort saß. Dank dem Silver Star war sie in die hintere Augenkammer zurückgedrückt worden. So sparte die Krankenkasse des Patienten viel Geld. Außerdem waren die Fahrten bedeutend schöner als diejenige in den Operationssaal.

Noch ist die Achterbahntherapie allerdings eine Außenseitermethode, fern der offiziellen Anerkennung. Dabei könnten auch andere Patienten davon profitieren, wie die folgende Geschichte zeigt.

Genesen wie im Märchen

Wenn künftig Schwindelkranke auf Jahrmärkte pilgern, können sich die Schausteller bei einem Wissenschaftler in Bayern bedanken. Er hat eine höchst unterhaltsame Behandlungsmethode gegen die lästigen Gleichgewichtsstörungen entdeckt. Und er ist ein Paradebeispiel für eine geradezu märchenhafte Heilung.

Kaum setzte er sich auf, schwindelte dem damals 42-jährigen Mann. Bewegte er den Kopf nach links: Schwindel. So ging das seit rund vier Wochen, und es wurde immer schlimmer. Die Schwindelattacken traten mehrfach täglich auf und dauerten bis zu zehn Minuten. Sogar nachts erwachte er mit Schwindel und Brechreiz.

Auf Anraten eines Hals-Nasen-Ohren-Spezialisten machte der Patient dreimal täglich eine Übung, bei der er den Kopf zur Seite drehen und sich hinlegen musste. Doch es wurde nur noch schlimmer – bis er einen »Märchenwald« besuchte und dort ein Eichhörnchen ritt.

Seine Kinder durften in dem Freizeitpark bei München nämlich nicht ohne Begleitung Erwachsener Achterbahn fahren. Also opferte sich der Vater für zwei Fahrten in der »Oachkatzelbahn« (Eichkätzchenbahn). Der Erfolg war unmittelbar und dauerhaft: Sein Schwindel war weg.

Die Beschleunigungskräfte der Bahn katapultierten vermutlich kleine Kristalle in seinem Innenohr irgendwohin, wo sie nicht mehr störten. Damit war der »gutartige anfallsweise Lagerungsschwindel«, an dem der Familienvater gelitten hatte, geheilt. Keine andere Schwindelform ist so häufig wie diese.

Schuld daran sind kleine Kalziumkarbonatkristalle, die auf Beschleunigungsrezeptoren im Innenohr sitzen. Das Innenohr besteht (unter anderem) aus drei winzigen, gebogenen Gängen. Sie sind mit Flüssigkeit gefüllt. Bewegt sich der Mensch, bleibt die Flüssigkeit aufgrund ihrer Trägheit zunächst zurück. Feine Sensoren registrieren diese Auslenkung und melden die Beschleunigung dem Hirn.

Bei Erschütterungen (etwa durch einen Kopfball), im Zusammenhang mit manchen Virusinfekten oder auch spontan, können kleine Kristalle abreißen und in der Flüssigkeit schwimmen. Dann gehen die Probleme los.

Bei Bewegungen des Kopfes rutschen die »Ohrsteinchen« mit einer kleinen Verzögerung an die tiefste Stelle in den Bogengängen. Dieses Nachrutschen registrieren die Sensoren, die dem Hirn »Beschleunigung!« melden, wo gar keine (mehr) ist. Gelingt es, die Teilchen in eine Position zu bringen, wo sie nicht mehr stören, ist der Spuk vorüber. Deshalb raten Ärzte zu bestimmten Bewegungsübungen.

Der geheilte Wissenschaftler dagegen schwört auf die Achterbahn. Sicherheitshalber und zur Vorbeugung fährt er noch einmal pro Jahr auf dem Münchner Oktoberfest.

Kaum jedoch hatte er seinen bemerkenswerten Fall in einer

Fachzeitschrift bekannt gemacht, meldeten Schwindelexperten aus Berlin Bedenken an. Man könnte nun argwöhnen, sie seien von der Angst um ihre Einnahmen getrieben worden: Was, wenn alle Schwindelpatienten in Zukunft Freizeitparks aufsuchen, anstatt zum Arzt zu gehen? Doch diese Neurologen waren wirklich besorgt.

Sie hatten nämlich genau das Gegenteil gesehen: eine 25-jährige Patientin, die ihren ersten Lagerungsschwindel ausgerechnet durchs Achterbahnfahren bekam. Von dem 50-jährigen Kunstflieger, den sie ebenfalls behandelt hatten, gar nicht zu reden. Just, als er mit dem Flugzeug einen Looping drehte, verwirrten herumschwimmende Ohrsteinchen seinen Gleichgewichtssinn. Selbst »gutartiger« Schwindel kann in so einer Situation ziemlich gefährlich werden.

Rasend schnell kuriert

Überraschend schnelle Heilung winkt in besonderen Fällen auch bei Rückenschmerzen. Für diese Behandlung sind nötig: eine schusselige Krankenschwester, ein abschüssiger Flur und ein Bett auf Rädern. Wer es ganz genau wissen will, frage am besten Frau Hubmann in Köln, die an der Bandscheibe operiert werden sollte.

Die Pflegekraft hatte noch etwas vergessen und parkte deshalb das Klinikbett – mit der Patientin darin – am Rand des leicht abschüssigen Flurs. Dummerweise arretierte sie dieses nicht. Das Bett fing an zu rollen, wurde schneller und schneller, die Patientin kreischte auf – und donnerte am Ende des Gangs in ihrem Bett gegen die Wand. Aber: Ihre Bandscheibenprobleme hatten sich damit erledigt, die Operation wurde abgeblasen.

Orthopäden empfehlen diese Behandlung jedoch nicht. Zudem gibt es für die Methode, den Patienten liegend gegen die Wand zu fahren, keinerlei wissenschaftliche Studien. Erklären lässt sich der Erfolg bei Frau Hubmann vermutlich damit, dass wohl der Teil der Bandscheibe, der zuvor in den Rückenmarkskanal gedrückt hatte, bei dem abrupten Manöver wieder an die richtige Stelle zurückrutschte. Das ist prinzipiell möglich, solange der Schmerzen verursachende Teil nicht komplett vom Rest der Bandscheibe abgerissen ist.

Noch in den 1960er Jahren spannten die Orthopäden einen Teil ihrer Bandscheibenpatienten an Armen und Beinen auf, in der Hoffnung, der verschobene Teil der Bandscheibe möge zurückrutschen. Bäuchlings hingen die Kranken wie ein aufgespanntes Tuch. Da die Prozedur ausgesprochen schmerzhaft war, musste sie in Narkose durchgeführt werden. Bei einem Teil der Behandelten flutschte die Bandscheibe tatsächlich zurück. Bei einem anderen Teil jedoch wurden die Nerven dadurch erst so richtig geschädigt. Deshalb haben die Orthopäden diese Methode wieder aufgegeben.

Je stärker ein Bandscheibenvorfall auf Bein-, Blasen- oder Darmnerven drückt, umso mehr profitieren Patienten von einer Operation. Bei »normaler«, altersbedingter Abnützung der Bandscheiben, die zu Rückenschmerzen führen kann, bringt eine Operation dagegen meist wenig.

Erwiesenermaßen wirksam sind bei Rückenschmerzen wärmende Umschläge, Akupunktur, Teufelskrallen-, Cayenne-Pfeffer- sowie Weidenrindenextrakte, so das Fazit von Forschern der Cochrane-Vereinigung, die Studien zu allen möglichen Themen sichtet und auswertet. Auch Rückenschule, Tai-Chi, Massagen, sogenannte nicht steroidale Schmerzmittel wie etwa Ibuprofen, kognitive Verhaltenstherapie und Entspannungstraining haben sich zum Beispiel als hilfreich erwiesen. Abzuraten ist dagegen von Bettruhe – außer man heißt Hubmann und rollt mit dem Bett den Flur hinab . . .

Unbekannte Diagnosemethoden

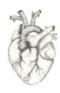

Vor die Therapie haben die Halbgötter in Weiß die Diagnose gesetzt. Blutuntersuchungen oder ein Belastungs-EKG auf dem Fahrrad sind für den modernen Patienten nichts Neues. Auch Computertomogramme, Röntgenbilder oder Ultraschalluntersuchungen kennt heutzutage fast jedes Kind. Wer als Arzt seine Kundschaft beeindrucken will, muss sich etwas Besonderes einfallen lassen. Er könnte den Patienten zum Beispiel auf den Golfplatz einladen. Oder ihn bitten, etwas zu singen.

Pinkeln mit Köpfchen

Wer wegen Problemen beim Wasserlassen zum Doktor geht, sollte sich nicht wundern, wenn der Arzt ihn künftig zu körperlichen Verrenkungen auffordert. Dieses innovative diagnostische Verfahren entdeckten unabhängig voneinander zwei Briten, ein 18 Monate alter Junge und ein 67-jähriger Mann.

Der Knabe bekam plötzlich Probleme, Wasser zu lassen – außer er stellte sich beim Pinkeln auf ein Bein. Der ältere Herr hingegen machte während des Pinkelns jeweils für fünf bis zehn Minuten einen Kopfstand. Er hatte seit Längerem Schwierigkeiten beim Urinieren: Mittendrin stoppte sein Strahl. Stellte er sich aber für ein paar Minuten auf den Kopf, so hatte er entdeckt, konnte er danach das Pinkeln fortsetzen.

Der Grund für die Beschwerden der beiden waren Blasensteine. Ein einziger großer bei dem kleinen Jungen (er litt an

Cystinurie, einer angeborenen Erkrankung, bei der sich schnell Nieren- und Blasensteine bilden) und rund 300 Blasensteine (mit einem Gesamtgewicht von über 400 Gramm) bei dem 67-Jährigen. Sie versperrten den Blasenausgang. Machten die Patienten aber ihre »Körperübungen«, verschoben sich die Steinchen so, dass der Harn wieder fließen konnte.

Singend zum Befund

Bislang schöpfen nicht nur Urologen die diagnostischen Möglichkeiten zu wenig aus. Auch Herzspezialisten bitten ihre Patienten kaum je, etwas vorzusingen. Dabei kann ein Lied wertvolle Hinweise liefern! Bestes Exempel dafür ist – ausgerechnet – ein Arzt.

Im Verlauf von drei Monaten bekam der 50-Jährige zunehmend Mühe, »Only the good die young« zu trällern: »Nur die Guten sterben früh«. Immer wieder musste er zwischendurch Luft holen. Früher war ihm das nicht passiert, und auch der Originalinterpret Billy Joel konnte bekanntlich ganze Abschnitte des Songs durchsingen.

Ursache für die Atemnot des Patienten war eine starke Verengung einer Herzkranzarterie. Solange er sich ruhig verhielt, genügte seinem Herz die Blutversorgung. Bei Anstrengung, wenn das Organ stärker pumpen musste, wurde der Herzmuskel aber nicht mehr ausreichend mit Blut versorgt. Nachdem seine Kollegen die nahezu vollständig verschlossene Arterie aufgedehnt hatten, konnte der Mann das Lied wieder voll mitschmettern. (Die akustische Qualität, die Ohrenzeugen zufolge auch vorher schon zu wünschen übrig gelassen hatte, verbesserte sich durch den Eingriff angeblich nicht.)

Ein hellhöriger Arzt

Bittet der Arzt einen Patienten zu pfeifen anstatt zu singen, dann ist Feuer unterm Dach. Der australische Arzt Eric R. Dunn rettete mit dieser Methode vermutlich zwei Patienten das Leben.

Einer davon war ein älterer Patient, der eigentlich ins Krankenhaus gekommen war, weil er sich den Finger in einer Stalltür gequetscht hatte. Was den Verletzten aber fast genauso beschäftigte, war sein schwacher Pfiff. Er arbeitete als Berufspfeifer beim Radio. Wenn er seiner Frau morgens quer durch einen Park zupfiff, hörte sie ihn. So war es noch die letzten zwei Tage gewesen. Nicht aber heute. In den Ohren des Arztes, der sich eine akustische Kostprobe geben ließ, klang der Pfiff kräftig – doch es war nicht das Pfeifen, das der Patient von sich gewohnt war. Da vor allem hohe Töne über weite Strecken getragen werden, fehlte dem Pfiff wohl eine bestimmte Tonhöhe, die der Mann sonst zustande brachte, vermutete Dunn. Das führte ihn auf die richtige Spur: beginnender Risus sardonicus. Das »sardonische Lachen« ist ein Lachen, an dem die Seele unbeteiligt ist. Die Betroffenen können nicht anders, als hämisch zu grinsen. Ihre verkrampften Gesichtsmuskeln zwingen ihnen diesen Gesichtsausdruck auf. Und wegen dieser Verkrampfung pfiff der Patient vermutlich nicht mehr wie gewohnt.

Der Risus sardonicus ist ein erstes Anzeichen für eine lebensgefährliche Vergiftung. Über eine Wunde gelangen Sporen von Tetanusbakterien in den Körper. Diese Sporen kommen praktisch überall vor, auch in Erde und Straßenstaub. Geschlossene, von Haut und Fleisch bedeckte Stichwunden sind der ideale Platz für sie. Denn bei Abwesenheit von Sauerstoff keimen sie aus und vermehren sich. In der Wunde produzieren die Bakterien namens Clostridium tetani ein teuflisches Gift, das mit einer Geschwindigkeit von rund fünf Millimeter pro Stunde über die Nervenbahnen in Richtung Rückenmark und Hirn wandert. Im Rückenmark hemmt es bestimmte Nervenzellen.

Was dann passiert, lässt sich mit einem Lichtschalter vergleichen, der zusätzlich einen Dimmer hat. Mit solchen Schaltern kann man das Licht sowohl ein- und ausschalten als auch fein regulieren. Das Gleiche passiert normalerweise bei den Muskeln: Ein »Schalter« ist für Ein-Aus zuständig, ein anderer fürs feine Abstimmen, je nachdem, ob man eine zerbrechliche Ming-Vase in der Hand hält oder beim Seilziehen zupacken muss.

Das Tetanusgift bewirkt, dass die Übertragung von hemmenden und die Muskelkraft modulierenden Nervenimpulsen im Rückenmark blockiert wird. Die Folge: Nervenreize aus dem Hirn werden – vom Rückenmark ungebremst und ungefiltert – an die Muskeln weitergeleitet. Um bei dem Bild mit dem Lichtschalter zu bleiben: Das Licht geht entweder voll an oder es bleibt ganz aus. Der Dimmer ist kaputt.

Zunächst fühlt sich Wundstarrkrampf an wie eine Grippe. Dann aber zeigt er sein wahres Gesicht. Beim geringsten Anlass – ein Lichtstrahl, ein Geräusch oder eine Berührung genügen – verkrampfen sich die Muskeln der Erkrankten aufs Heftigste. Wer jemals einen schmerzhaften Waden- oder Zehenkrampf hatte, kann sich ausmalen, wie sich das am ganzen Körper anfühlt.

Da die Nerven, die vom Hirn zum Gesicht führen, kurz sind, machen sich die ersten Anzeichen oft im Gesicht bemerkbar. Später ziehen sich auch die langen Rückenmuskeln zusammen, und der Patient muss, bei vollem Bewusstsein, unwillkürlich eine »Brücke« machen. Schließlich gehen die Verkrampfungen in zuckende Krämpfe über. Unter der extremen Anspannung brechen sogar Wirbel.

Dank der Impfung sind Tetanusfälle in westlichen Ländern sehr selten geworden; in der Schweiz treten jährlich ein bis drei Fälle auf, in Deutschland weniger als 15. Helfen kann man den schwer Leidenden nur bedingt (deshalb empfiehlt sich die Impfung). Wundversorgung, Gabe von Tetanusgift-Antikörpern, muskelentspannende Medikamente, Narkose und notfalls wochenlange, maschinelle Beatmung kommen als Behandlung infrage. Trotzdem sterben 10 bis 20 Prozent der Erkrankten. Der Berufspfeifer überlebte – wohl auch dank seinem hellhörigen Arzt.

Der Fischer, der zu langsam ruderte

Fortschrittliche Hormonspezialisten lassen ihre Patienten weder singen noch pfeifen. Sie gehen mit ihnen rudern. Die Methode geht zurück auf einen jungen Mann in Indien. Der 28-Jährige hatte als Fischer vor der indischen Küste bei Kerala gearbeitet. Nun musste er seinen Job aufgeben. Er konnte nicht mehr richtig rudern, genauer gesagt: Er fiel ständig aus dem Takt.

Vier bis fünf Männer fahren dort jeweils in einem Boot auf die See hinaus und kämpfen dabei gegen starke Strömungen und hohe Wellen an. Der 28-jährige Mann hatte seit fünf Jahren zunehmend Mühe mitzuhalten. Nach der Beugung konnte er seine Arme nicht schnell genug wieder strecken für den nächsten Ruderschlag. Deshalb arbeitete er jetzt in einem Straßenshop.

Beim Arzt sollte der Patient die Finger des Untersuchenden mehrfach hintereinander kurz drücken. Und siehe da: Er bekam Mühe, sie wieder loszulassen – typisches Zeichen einer Myotonie. Bei diesen meist ererbten Muskelkrankheiten können sich die Skelettmuskeln nach der Anspannung nur langsam wieder entspannen. (Dem Laien fällt es eventuell beim Händeschütteln auf: Die fremde Hand löst sich langsamer als gewohnt.) Der Laborwert eines Enzyms, das Muskelschäden anzeigt, war bei dem 28-Jährigen ebenfalls deutlich erhöht. Was der Arzt auch untersuchte – es deutete alles auf eine Myotonie hin. Wäre da nicht die Flüssigkeitsansammlung im Herzbeutel gewesen, die bei der Ultraschalluntersuchung zutage kam. Das passte nicht zu einer reinen Muskelerkrankung. Aber zu einem kleinen Organ im Hals: Die Schilddrüse hatte den ehemaligen Fischer seinen Job gekostet, wie sich herausstellte. Seine Schilddrüsenhormone im Blut waren viel zu niedrig.

Diese lebenswichtigen Hormone spielen in allen Geweben eine Rolle. Sie erhöhen die Muskelkraft, verbessern die Reaktionsfähigkeit der Nerven und steigern den Grundumsatz. Fehlen sie, schlafft der Mensch ab. Er denkt langsamer, und sein Gedächtnis lässt ihn immer öfter im Stich. Die Haare werden spröde, die Haut teigig, das Herz schlägt langsamer. Die Körperfunktionen werden sozusagen »runtergefahren«. Oft klagen Patienten mit Schilddrüsenunterfunktion über Verstopfung und darüber, dass sie zugenommen hätten. Und sie frieren schnell. Manche haben auch – vermeintlich – rheumatische Beschwerden. Zur Flüssigkeitsansammlung im Herzbeutel kann es kommen, weil die feinen Kapillaren mehr Eiweiß aus dem Blut ins Gewebe übertreten lassen. Dieses Eiweiß zieht Wasser nach.

Schwierig kann die Diagnose sein, weil manche, häufig ältere Patienten nicht dem typischen Bild entsprechen. Sie haben nur wenige Symptome und werden deshalb fälschlicherweise als depressiv oder dement abgestempelt oder wegen »rheumatischer« Beschwerden behandelt. Bei dem 28-Jährigen waren zum Beispiel die Muskelreflexe normal, die sonst meist verlangsamt sind.

Trotzdem war der Kranke seine Beschwerden bald nach dem Arztbesuch los. Er bekam Schilddrüsenhormone zum Einnehmen. Und wieder Arbeit als Fischer im Ruderboot.

Diagnose auf dem Golfplatz

Sorgen sollte man sich als Patient machen, wenn der Arzt einen zum Golfen einlädt. (Vor allem, wenn es sich um einen Neurochirurgen handelt.) Beim Golfspielen können sich schwerwiegende Erkrankungen offenbaren. Das erlebte ein Mann in Großbritannien.

Zu seinem 50. Geburtstag schenkten ihm seine Golfkumpane ein T-Shirt mit der Aufschrift: »Hast du ihn gesehen, wo ist er hin?« Gemeint war der Golfball, den das Geburtstagskind je länger, je schlechter verfolgen konnte. Wich der Ball von der Mittellinie ab und flog eine Kurve, verlor ihn der Mann aus den Augen. Leider schenkte niemand diesem Symptom Beachtung. So gingen Monate ins Land, bis bei einem Routinebesuch beim Augenoptiker die Sehschwäche des Mannes offenbar wurde.

Bei jedem Menschen wird das Gesichtsfeld der Augen von je zwei Nervenbahnen abgedeckt. Eine versorgt das Feld, das der Nase zugewandt ist, die andere jenes, das seitlich liegt. Im Hirn treffen und kreuzen sich die Nervenfasern für die seitlichen Sehfelder.

Alles, was sich in den beiden Gesichtsfeldern vor seiner Nase abspielte, sah der Golfspieler. Was seitlich davon lag, nahm er hingegen nicht mehr wahr. Grund dafür war ein Tumor in der Hirnanhangsdrüse, der sich bis zur Kreuzung der beiden Sehbahnen in der vorderen Schädelgrube ausgedehnt hatte. Er drückte auf die Nerven. Nachdem Neurochirurgen die Geschwulst entfernt hatten, sah der Golfspieler endlich auch wieder, wohin der Ball flog. Und er verbesserte sein Handicap von 18 auf 14.

Diagnostik auf vier Pfoten

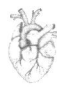

Falls Ihr Arzt Sie weder singen noch rudern lässt und sich stattdessen eine Praxis-Katze anschafft, ist höchste Vorsicht geboten! Umso mehr, wenn das Tier sich schnurrend an Sie schmiegt. Haustiere haben bemerkenswerte Fähigkeiten, auch in puncto Früherkennung.

Katzen mit todsicherem Riecher

Dies ist die Geschichte von Oscar, dem Kater. Wenn Oscar sich zu einem Mitbewohner aufs Bett setzt, hat dessen Stunde geschlagen. Nicht, dass Oscar gefährlich wäre, ganz im Gegenteil. Er hat einfach einen feinen Riecher. Er riecht den Tod. Oscar lebt – und arbeitet – in der Abteilung für Demenz des »Steere House Nursing and Rehabilitation Center« im US-Bundesstaat Rhode Island. Mehrere Angestellte des Pflegeheims hatten das grau-weiß gescheckte Tier als kleines Kätzchen adoptiert.

Mittlerweile ist Oscar elf Jahre alt. Etwa seit seinem sechsten Lebensmonat macht er täglich seine Runde im dritten Stock. Springt hier auf ein Krankenbett, schnuppert, zieht weiter zu einem anderen. Lässt er sich bei einer Patientin, einem Patienten auf dem Bett nieder, fängt die Pflegekraft an zu telefonieren. Die Angehörigen werden gerufen.

Denn Oscar ist bekannt dafür, dass seine Vorhersagen fast immer stimmen. Meist stirbt der Bewohner des Pflegeheims, dem Oscar Gesellschaft leistet, innerhalb der nächsten vier Stunden.

Mehrere Dutzend demente Patienten hat der Kater bisher beim Sterben begleitet; ob sie es noch bemerkt haben oder nicht, weiß niemand.

Oscar leistet schnurrend und anschmiegsam auch jenen Beistand, die ihre letzten Lebensstunden – mangels Angehörigen – sonst ganz allein verbringen müssten. Im Allgemeinen aber meidet er den Kontakt zu Menschen, außer es ist Fressenszeit.

Für seine Arbeit wird Oscar sowohl vom Pflegepersonal als auch von den Ärzten sehr geschätzt. Eine Hospizagentur hat ihm sogar eine Plakette zur Würdigung seiner Verdienste verliehen. Und eine Familie dankte dem Tier im Nachruf auf die verstorbene Person. Als ihn Angehörige einmal aus dem Sterbezimmer verbannten, tigerte Oscar stundenlang vor der Tür auf und ab und brachte sein Missfallen durch Miauen vor der Tür zum Ausdruck. Schließlich verzog er sich ins Nachbarzimmer, von wo aus er versuchte, sich einen Weg durch die Wand zu kratzen.

Wie Oscar den nahenden Tod erkennt, ist ein Rätsel. Es könnte mit einer feinen Veränderung der menschlichen Körpersprache oder mit den Ausdünstungen der Sterbenden zu tun haben. Für beides haben Katzen sehr feine Sinne. Im Verhältnis zum Menschen ist beispielsweise ihre Riechschleimhaut etwa viermal größer.

Oscar ist nicht die einzige Katze, die schon Sterbebegleitungen gemacht hat. Ende der 1980er Jahre setzte Kater Joschi in einem Alters- und Pflegeheim in Wien seine erstaunlichen Fähigkeiten ein. Das eigenwillige Tier war in der Regel unfreundlich gestimmt, wollte sich nicht streicheln lassen und kratzte hie und da – außer bei denjenigen, deren letzte Stunden geschlagen hatten. Dort schmiegte sich Joschi an. Mit seiner Treffsicherheit übertraf das Tier sogar die Ärzte, die den Tod bei manchen dieser Patienten noch nicht erwartet hatten.

Die Frau, die eine Katze am Hals hatte

Dass Haustiere sich als Frühwarnsystem eignen und sogar zur Lebensrettung beitragen können – wenn man die Zeichen zu deuten weiß –, beweist die Geschichte des Perserkaters Sidney.

Kaum kuschelte er sich an ihre rechte Halsseite, wurde Sidneys Besitzerin komisch zumute. Die 87-Jährige fühlte sich augenblicklich unwohl und müde. Da Sidney mit neun Kilogramm ein stattlicher Kater war, könnte man vermuten, dass der zierlichen Seniorin sein schieres Gewicht zu schaffen machte. Dem war aber nicht so. Wählte Sidney nämlich andere Stellen zum Schlafen auf seiner Besitzerin, geschah gar nichts.

Es hätte eine Frühwarnung sein können. Doch niemand beachtete das »Katze-am-Hals-Zeichen«. Dass Sidney als Erster wertvolle, diagnostische Hinweise geliefert hatte, begriffen die Besitzerin und ihre Ärzte erst einen Monat später – als die alte Dame eines Tages fast das Bewusstsein verlor und deshalb in die Notaufnahme kam. Dort klappte sie mehrfach kurz bewusstlos zusammen, mehrfach war sie nahe daran, und sie musste sich übergeben. Jeder dieser Episoden ging voraus, dass sie ihren Hals bewegt hatte. Betastete man ihre rechte Halsschlagader von außen leicht mit dem Finger, passierte dasselbe. Währenddessen setzte ihr Herzschlag für drei bis vier Sekunden aus; die Pulsfrequenz sank abrupt von 65 Schlägen pro Minute auf 25. Beim Beklopfen der linken Halsschlagader passierte hingegen nichts.

Das Problem war ein überempfindlicher »Messfühler« in ihrer rechten Halsschlagader. Damit das Gehirn ausreichend und konstant mit Blut und Sauerstoff versorgt wird, befinden sich in den Halsarterien Druckrezeptoren. Sie registrieren, wenn der Blutdruck zu hoch oder zu niedrig ist, und melden es ans Kreislaufzentrum im Hirnstamm. Dieses sorgt dafür, dass das Herz sofort langsamer oder schneller schlägt und/oder der Blutdruck fällt oder steigt.

Überempfindliche Messrezeptoren aber geben zu heftige Signale, mit der Folge, dass die Herzfrequenz drastisch sinkt oder der Blutdruck absackt. Mehr als ein Drittel der über 65-Jährigen hat angeblich einen überempfindlichen »Druckfühler« im Hals. Das zumindest ergab eine Studie an Patienten in einer Arztpraxis, bei denen die sogenannten Barorezeptoren in der Wand der Halsschlagadern von außen kurz massiert wurden.

Bekannt ist die Erkrankung schon seit Beginn des zweiten Jahrhunderts. Und bereits der persische Arzt Avicenna beschrieb das Syndrom um 1000 n. Chr. in seinem *Kanon der Medizin*. Es ist ein häufiger Grund für Stürze bei älteren Menschen.

Bei der 87-Jährigen behob ein Herzschrittmacher die lästigen Probleme, auf die Sidney als Erster hingewiesen hatte. Der Schrittmacher sprang in die Herzschlag-Lücken und gab während der Aussetzer den Takt vor. Trotzdem wollte die Katzenhalterin Sidney fortan lieber nicht mehr an ihrem Hals schlafen lassen.

Eine Nase für Krebs

Von Hunden sind ebenfalls erstaunliche diagnostische Fähigkeiten bekannt. Manche können bestimmte Krebserkrankungen mit einiger Sicherheit riechen, vermutlich weil die Krebszellen spezielle, mit feiner Nase erschnüffelbare Substanzen produzieren.

Der Labrador Parker beispielsweise begann etwa 1988, mit seiner Nase immer wieder gegen die Hose seines Besitzers zu stupsen und intensiv am darunterliegenden Ekzem zu schnuppern. Dies veranlasste den Mann, der die Hautveränderung schon seit 18 Jahren hatte, einen Arzt aufzusuchen. Die Diagnose: Hautkrebs. Als der Tumor entfernt war, interessierte sich Parker nicht länger für die Stelle. Ähnliche Geschichten haben sich mit anderen Hunden zugetragen. In einem Experiment gelang es sogar, drei Cocker-spaniels, einen Labrador, einen Papillon und eine Promenaden-mischung auf das Erkennen von Blasenkrebs zu trainieren. Die Hunde hatten eine Trefferquote von 41 Prozent.

Hundenasen übertreffen das Riechorgan des Menschen bei Weitem. Während unsereins klägliche 20 Millionen Riechzellen besitzt, befinden sich in den Nasen Deutscher Schäferhunde rund 225 Millionen, Foxterrier haben 147 Millionen und Dackel immerhin noch 125 Millionen Riechzellen.

Der Schnüffeltest

Zum Trost für alle, die nun bei jeder Katze auf ihrem Schoß und jedem schnüffelnden Hund misstrauisch werden: Es muss nicht immer gleich das Schlimmste bedeuten. Der Golden Retriever Polly beispielsweise erkannte zuverlässig Schwangerschaften. Polly tat dies kund, indem sie der schwangeren Frau intensiv am Schoß herumschnupperte – noch bevor die Betreffende die freudige Nach-richt selbst verkündet hatte.

Während Polly vom Geruch der Schwangeren geradezu ange-zogen schien, wurde der US-Kater Boggles davon abgestoßen. Nacht um Nacht schlief Boggles neben seiner Besitzerin auf deren Kissen. Jäh aber beendete er dieses Vergnügen und, schlimmer noch, weigerte sich tagelang, seinem Frauchen auch nur nahe zu kommen. Eine Woche später fand diese heraus, dass sie schwanger war. Wie der Kater sich im weiteren Verlauf der Schwangerschaft verhielt, ist nicht bekannt.

Tiere dienen nicht immer freiwillig als Frühwarnsystem. Trotzdem hilft ihr Leiden in manchen Fällen, schwerwiegende Erkrankungen bei Menschen abzuwenden.

Eine 28-Jährige war schwanger, ihren beiden Katzen war schlecht. Die zwei Kurzhaarkatzen waren in erbärmlichem Zustand. Pepsi hatte den Tierarzt schon drei Wochen zuvor einmal gesehen; damals schien sie Mühe mit dem Schlucken zu haben und würgte gelegentlich. Der Veterinär fand nichts Beunruhigendes, und nach zwei Tagen schien alles wieder in Ordnung.

Jetzt kotzten beide, der Appetit war ihnen vergangen, sie hatten Durchfall. Pepsi war von 4,4 auf 3,75 Kilogramm abgemagert. Sie schien berührungsempfindlich. Speichel lief ihr aus dem Mund. Midge taumelte beim Gehen. Ihre Ohren zitterten ganz fein. Die Katzengeschwister hatten blasse Schleimhäute – Zeichen einer Blutarmut. Alle Symptome passten zusammen.

Mit Verdacht auf Bleivergiftung wurden die Katzen geduscht, um eventuell vorhandenes Gift aus ihrem Fell zu waschen. Probeweise begann der Tierarzt mit der Behandlung.

Aber der Zustand von Midge und Pepsi verschlechterte sich weiter. Sie mussten über Sonden ernährt werden. Trotzdem schlief Midge am siebten Tag nach Behandlungsbeginn für immer ein. Sie hatte Bleikonzentrationen von rund 1350 Mikrogramm (pro Liter Blut), bei Pepsi waren es etwa 870 Mikrogramm – normal sind höchstens 249.

Pepsi erholte sich von der Vergiftung. Nach siebentägiger Behandlung mit einem Medikament, das Giftstoffe wie Blei bindet, begann die Katze wieder zu fressen. Sie war über den Berg. Der Bleispiegel in ihrem Blut betrug nur noch 215 Mikrogramm pro Liter.

Wie die beiden Samtpfoten zu dieser Vergiftung gekommen

waren, klärte sich rasch auf. Ihre »Dosenöffner« hatten in den letzten Wochen eifrig ihr über hundert Jahre altes Haus renoviert. Heißluft und Gebläse kamen dabei zum Einsatz. Sie wirbelten den Staub von alten, bleihaltigen Farbanstrichen herum. Wie es ihre Art ist, hatten sich die Katzen sorgfältig geputzt, ihr Fell abgeschleckt – und dabei erhebliche Mengen des Schwermetalls aufgenommen. Sie waren Opfer von Renovierungsarbeiten geworden.

Die Erkrankungen von Midge und Pepsi warnten ihre 28-jährige Halterin. Sie war in der 29. Woche schwanger. Als klar war, was die Tiere krank gemacht hatte, schickte der Veterinär die Katzenbesitzerin zum Arzt. Insbesondere für kleine Kinder ist Blei extrem schädlich. Selbst bei Konzentrationen zwischen 50 und 100 Mikrogramm pro Liter Blut, die gemeinhin als sicher gelten, kann das Schwermetall ihre späteren Fähigkeiten im Lesen und Schreiben beeinträchtigen.

Der Bleigehalt im Blut der Schwangeren betrug in der 34. Schwangerschaftswoche 307 Mikrogramm pro Liter, im Nabelschnurblut nach der regulären Entbindung 260. Beide Werte waren zu hoch. Das Baby hatte im Alter von einem halben Jahr pro Liter immer noch 226 Mikrogramm Blei im Blut. Ohne die reinlichen Katzen und den aufmerksamen Tierarzt wäre der Wert wohl noch höher ausgefallen.

Geheimnisse des Körpers

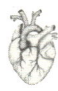

Aller modernen Diagnostik zum Trotz birgt der menschliche Körper noch immer Geheimnisse – bei manchen Menschen mehrere Hundert, bei anderen nur eines.

Das Zwicken im Bauch

Im Juni 2002 meldete sich ein 59-jähriger Patient in einem Gesundheitszentrum im kalifornischen Palo Alto. Seit zwei Wochen war ihm schlecht, er hatte Bauchweh und mochte nichts mehr essen. Zwei Jahre zuvor war ihm eine chirurgische Klemme entfernt worden, die nach einer Darmoperation irrtümlich im Bauch verblieben war. Rund ein Jahr später, im Oktober 2001, musste sich der 59-Jährige wegen eines Leistenbruchs erneut unters Messer legen. Danach hatte er gelegentlich leichten Durchfall, abgesehen davon ging es ihm aber gut – bis vor zwei Wochen die Schmerzen im Oberbauch begonnen hatten.

Die Ärzte machten ein Computertomogramm, und die Diagnose hätte daraufhin jeder Laie stellen können: Die 16 Zentimeter lange OP-Klemme im rechten Oberbauch war nicht zu übersehen. Nachdem Chirurgen den leidgeprüften Mann zum zweiten Mal von einem chirurgischen Instrument befreit hatten, legten sich seine Bauchschmerzen.

Ein beinahe tödliches Häppchen

Vergessenes Operationsbesteck lässt sich auf Röntgenbildern meist gut erkennen. Andere Dinge, die sich teils jahrelang im Körper tummeln, sind in dieser Hinsicht tückischer.

So hatte sich eine 67-Jährige den Tag nach dem Barbecue nicht vorgestellt: Mit akuten Schmerzen im Brustkorb kam sie in die Notaufnahme. Die Laborwerte mehrerer Enzyme, die einen Schaden am Herzmuskel anzeigen, waren massiv erhöht. Der Kreislauf der Frau wurde immer schwächer. Im Echokardiogramm sahen die Ärzte Flüssigkeit im Herzbeutel – Blut, wie sich bei der eilends durchgeführten Punktion herausstellte.

Sofort wurde die Kranke in den Operationssaal gebracht. Die Ärzte befürchteten, dass die Wand einer Herzkammer gerissen war, eine dramatische Komplikation nach einem Herzinfarkt. Sie öffneten den Brustkorb, saugten 600 Milliliter geronnenes Blut aus dem Herzbeutel ab – und machten große Augen.

Das Blut stammte aus einer Stichwunde in der rechten Herzkranzarterie. Unterhalb des Herzes sahen die Chirurgen den Täter: ein 3,5 Zentimeter langer Zahnstocher. Er hatte sich, wohl vom Magen her kommend, durch das Zwerchfell bis zum Herz vorgeschoben. Gegrillte Fleischröllchen, erinnerte sich die Patientin nach der erfolgreichen Operation, habe sie am Vorabend genossen. Dass sie dabei einen Zahnstocher geschluckt hatte, war ihr entgangen. Ein typischer Fall.

Nur zwölf Prozent aller Zahnstocher-Opfer haben einer Übersichtsarbeit aus dem Jahr 2002 zufolge das piksende Teilchen gespürt. Manchmal ist Alkohol im Spiel, manchmal sind die dritten Zähne schuld, dass der Mensch nicht so genau merkt, worauf er beißt. Jedenfalls ist die große Mehrheit der Gepeinigten völlig überrascht, wenn ein Zahnstocher im Körper gefunden wird. Ein Rollmops-Genießer in Solothurn erinnerte sich immerhin an ein kurzes Stechen im Hals, schrieb dies aber einem Gurkenstückchen zu.

Erschwert wird die Zahnstocher-Diagnostik, weil sich die Spießchen nicht immer sofort bemerkbar machen. Manchmal dauert es 15 Jahre. Zudem scheinen sie sehr wanderfreudig zu sein, sobald sie den Verdauungstrakt einmal verlassen haben: Manche begeben sich in den Herzvorhof oder zur Leber, andere suchen die Bauchspeicheldrüse heim, wieder andere wandern in die Harnblase, verstopfen den Harnleiter, durchstoßen die große Körpervene im Bauch oder erreichen das Lungenfell. Alles schon vorgekommen. Die weniger mobilen Zahnstocher bleiben in der Magen- oder Darmwand stecken. Kein Wunder, wenn die Ärzte hinter Schmerzen eher Magengeschwüre, Bauchspeicheldrüsenentzündung, Nierenkoliken oder Krebs als Ursache vermuten denn ein spitzes Hölzchen. Zumal sich nur etwa jeder siebte Zahnstocher auf Ultraschall-, CT- oder Röntgenaufnahmen mit Kontrastmittel zu erkennen gibt.

Leider verursachen die Holzsticks nicht nur Schmerzen, sondern auch Abszesse, Blutungen oder Blutvergiftungen. Einen 60-jährigen Mann zum Beispiel kostete das Verschlucken eines fast sechs Zentimeter langen Zahnstochers ein Bein. Der Stocher hatte sich bis in die rechte Leistenarterie gebohrt und letztlich zur Mangeldurchblutung des Beins geführt. In der Gruppe der 25- bis 44-Jährigen rief einer US-Statistik Anfang der 1980er Jahre zufolge jeder vierte Zahnstocher schwere Verletzungen hervor. Etwa jedes fünfte Opfer solcher Spieße, das Bekanntschaft mit Ärzten macht, stirbt sogar (und das liegt nicht an den Doktores).

Unter den verschluckten Fremdkörpern sind Zahnstocher Hochrisiko-Kandidaten. Deshalb Cordon bleu, Rollmöpse oder Gemüseröllchen zu verschmähen, wäre jedoch übertrieben. Denn erstens kann man Vorsorge treffen und Gefahrenzonen meiden. Dazu zählen Partys, wo Häppchen und sinnestrübender Alkohol in gefährlicher Kombination gereicht werden. Zweitens kommen 80 bis 90 Prozent aller Zahnstocher von ganz allein – und am richtigen Ort – wieder raus. Und drittens verletzen sich einer Schätzung zufolge nur drei bis vier von 100 000 Menschen pro Jahr an einem Zahnstocher (Vorsicht, Eltern: Ein Teil davon sind Kinder, die sich das Teil ins Auge oder sonst wohin spießen!). Allerdings kann das dann, wie gesagt, sehr unangenehm werden.

Aus dem Auge, aus dem Sinn

Nicht nur Hölzchen tummeln sich unerkannt in manchem Körper, auch Plastik sorgt gelegentlich für Irritationen. Eine Frau in England kann davon berichten. Im Verlauf von sechs Jahren schwoll ihr linkes oberes Augenlid immer wieder an. Manchmal glaubte die 68-Jährige, einen Fremdkörper im Auge zu haben. »Hagelkorn«, befand der Doktor und schickte sie zum Augenarzt.

Beim Hagelkorn handelt es sich um ein harmloses Knötchen an den Augenlidern. Schuld daran ist ein verstopfter Ausführungsgang einer der rund hundert kleinen Talgdrüsen am Lidrand, auf der Innenseite des Lids. Das führt zur Entzündung. Bei dieser Patientin aber waren nicht die Talgdrüsen der Grund für ihre Augenprobleme. Sondern eine Kontaktlinse, die unter dem rechten Augenlid festsaß. Vor sechs Jahren, erinnerte sich die Patientin, hatte sie eine harte Kontaktlinse verloren. Das dachte sie jedenfalls bis zu dem Zeitpunkt, als diese unerwartet wieder auftauchte.

Den Rekord hielt die 68-Jährige mit ihrer Krankengeschichte nicht. Über 16 Jahre lang versteckte sich eine andere harte Kontaktlinse, bis sie schließlich in einem Auge in Schottland gefunden wurde.

Den Mengenrekord hält vermutlich eine 67-jährige Frau, die ihren Grauen Star operieren lassen wollte. Bei ihr kamen unter dem Oberlid gar 17 miteinander verklebte Kontaktlinsen zum Vorschein. Die Patientin benützte seit 35 Jahren Einmallinsen, ohne dass es je zu Problemen gekommen wäre. Diese 17 Linsen jedoch hatten sich dem Wegwerfen mit Erfolg widersetzt. Die Frau hatte tief liegende Augen, was die Ansammlung möglicherweise begünstigte.

Manch andere flüchtige Sehhilfe fanden die Ärzte nur, weil die ahnungslosen »Kontaktlinsenträger« eine kosmetische Operation wünschten: Ein 52-jähriger Mann etwa störte sich an seinem herabhängenden rechten oberen Augenlid. Diese sogenannte Ptose hatte begonnen, nachdem er einen Niesanfall hatte, bei dem seine rechte Kontaktlinse verschwand. Er ersetzte sie durch eine andere und trug fortan unwissentlich zwei Linsen – bis eine Untersuchung im Kernspintomografen Verdacht weckte.

Was die Symptome betrifft, sind die verdeckten Linsen zu vielem fähig: Einige verhalten sich still und werden nur durch Zufall entdeckt. Andere machen durch hartnäckige Bindehautreizungen oder Tränenträufeln auf sich aufmerksam. Manche dulden keine weiteren Linsen neben sich: Wenn die ahnungslosen Fehlsichtigen die verloren geglaubte harte Kontaktlinse durch eine weiche ersetzen wollen, reagiert das Auge gereizt. Indem sie – wegen der Entzündungsreaktion des umliegenden Gewebes – einen Tumor oder eine Zyste imitierten, narrten scheinbar verlorene Sehhilfen manchmal selbst Augenärzte.

Am raffiniertesten aber war die weiche Kontaktlinse eines 36-jährigen Mannes. Als er sich mit einem Draht am Auge verletzte, machte sie sich davon. Die Augenärzte flickten das Loch in der verletzten Hornhaut und dachten an nichts Böses – bis sich anderntags das Augeninnere entzündete. Schuld daran trug die Linse. Sie war in den Glaskörper entwichen. Für den Patienten hatte der Unfall leider schwerwiegende Folgen: Seine Netzhaut vernarbte, und er sah mit dem linken Auge nur noch schlecht.

Fünfhundert Tabletten und sieben Puppenköpfe

»Aus den Augen, aus dem Sinn« – bei Kontaktlinsen und Zahnstochern nimmt man diese Redewendung besser nicht wörtlich. Das gilt ebenso für manche Tabletten.

Wer sich mit den Nebenwirkungen von Blutdrucksenkern beschäftigt, denkt an Kopfschmerzen, Unwohlsein, Müdigkeit oder Verstopfung. Kaum aber an das, was eine 59-Jährige in Großbritannien erlebte.

Wegen Gewichtsabnahme und aufgeblähtem Bauch konsultierte die Frau die Ärzte. Im Alter von neun Jahren war sie wegen einer Tuberkulose am Bauch operiert worden. Die jetzigen Beschwerden waren Folgen dieses lange zurückliegenden Eingriffs – und ihrer aktuellen Bluthochdruck-Behandlung.

Am Ende des Dünndarms, das zeigten die Röntgenbilder, war der Darm durch eine Vernarbung wie eingeschnürt. Diese rührte von der früheren Operation her. Als die Chirurgen das Problem operativ beheben wollten, fanden sie den Darmabschnitt vor der Engstelle stark erweitert – und gefüllt mit rund 500 Adalat-Tabletten.

Brav hatte die Patientin ihren Blutdrucksenker geschluckt und dabei nicht gemerkt, dass die Retardtabletten an der Engstelle im Darm hängen geblieben waren. Dass ausgerechnet Tabletten mit verzögerter Wirkstoff-Freisetzung fast zum Darmverschluss geführt hatten, lässt sich mit dem Aufbau dieser Medikamente erklären.

Retardtabletten bestehen nämlich aus zwei Schichten: Eine enthält den Wirkstoff, die zweite liefert »Schubkraft«. Umhüllt sind beide von einer Membran, die Wasser durchlässt. Wie ein Häufchen Salz, das man in feuchter Umgebung liegen lässt, allmählich Wasser aus der Luft anzieht, so ziehen die in der Tablette konzentrierten Stoffe Wasser aus dem Verdauungstrakt an.

Dadurch quillt die zweite Schicht auf, der Druck innerhalb der Tablette steigt, und der Wirkstoff wird durch ein winziges, vorgebohrtes Loch in der Hülle nach außen gedrückt. Dieses System funktioniert, solange die Konzentration an Salzen in der Tablette größer ist als außerhalb. Es soll sicherstellen, dass der Wirkstoff über die Dauer von 24 Stunden möglichst gleichmäßig abgegeben wird. Am Ende scheidet der Körper die harte Tablettenhülle aus (inklusive der Schicht, die nur die Schubkraft für den Wirkstoff geliefert hat).

Ein wenig beweglicher Darm, Vernarbungen oder andere erworbene Hindernisse – das sind die Voraussetzungen, damit sich sogenannte Bezoare aus Tabletten bilden. Das Wort kommt aus dem Arabischen und bedeutet ursprünglich Gegengift. Heute wird damit eine Ansammlung von unverdaulichem Material im Verdauungstrakt bezeichnet (die nicht unbedingt Beschwerden machen muss).

Als Grundstoff für die Bezoare kann alles dienen, was nicht verdaulich ist. Am bekanntesten sind Pharmakobezoare, die Tabletten enthalten, Phytobezoare aus Pflanzenfasern, Laktobezoare aus Milcheiweiß und die Trichobezoare, die aus Haaren bestehen. Wenn sich immer mehr Haare anlagern, können die kompakten Trichobezoare einen langen Schwanz bekommen. Mediziner sprechen dann vom Rapunzel-Syndrom.

Oft haben die betroffenen Patienten eine krankhafte Vorliebe für Haare oder anderes Unverdauliches. Eine 35-jährige Schneiderin beispielsweise aß aus Verzweiflung darüber, dass sie keine Kinder bekam, Baumwollfasern. Die Folge war eine Notoperation wegen eines Baumwoll-Bezoars, der ihren Darm verstopfte. Frankreich, Mexiko, Indien, Iran oder China – überall fanden die Chirurgen schon solche Überraschungen in Patienten. Sie fischten unter anderem einen Gipsbezoar, Plastikteile, Bezoare aus Bestandteilen von Kakifrüchten oder aus Kaugummis aus verschiedensten Gedärmen. Einen Patienten mit Schizophrenie erleichterten die Chirurgen um 389 Teile aus dem Magen, darunter Nägel, Kupferdrähte, Rosenkranzperlen und Steine. Sie hatten das Hohlorgan versperrt. Bei einem anderen Patienten lagen 5,5 Kilogramm Münzen, Nägel und Kettchen im Magen.

Am ungewöhnlichsten jedoch war wohl, was die Ärzte bei einem 35-Jährigen erst auf dem Röntgenbild und dann auf dem Operationstisch sahen: Der Patient trug kleine Köpfe im Bauch. Heftige Schmerzen hatten ihn zum Arzt getrieben. Sein Bauch war aufgedunsen, sonst aber schien alles in Ordnung. Zunächst hielten die Ärzte den Mann für einen Drogenkurier, der verfängliche Päckchen geschluckt hatte. Das aber war nicht der Fall.

Der 35-Jährige hatte sich autoerotisch befriedigen wollen. Er pflegte die Angewohnheit, Puppenköpfe zu schlucken. Wenn sie hinten wieder herauskamen, fühlte sich der Mann stimuliert. Dieses Mal aber hatte seine Methode versagt und einen Darmverschluss verursacht. Auf dem Röntgenbild waren, über den Darm verteilt, sieben Puppenköpfe zu sehen. Doch sie steckten fest. Und mussten ganz unerotisch mit dem Chirurgenmesser herausoperiert werden.

Liebe und Sex

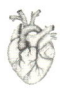

Wer keine Puppenköpfe verzehrt und sich nun in Sicherheit wiegt, sei gewarnt: Auch gemeinhin ausgeübte sexuelle Praktiken können der Gesundheit genauso schaden. Leider ahnen die wenigsten, welche Gefahr allein schon ein Kuss bedeuten kann. Vom Rest ganz zu schweigen.

Der Kuss, der es in sich hatte

Der Kuss war leidenschaftlich. Was danach kam, ein Albtraum. Es hätte nicht viel gefehlt, und dieser Gutenachtkuss wäre ihr letzter gewesen. Unmittelbar nach dem Küssen schwollen ihre Lippen an und ihre Kehle zu. Die 20-Jährige rang nach Luft. Ihr Blutdruck sackte ab. Dazu kamen ein Hautausschlag wie von Brennnesseln und Bauchkrämpfe. Mit dieser schweren allergischen Reaktion erreichte die Frau eine Notaufnahme. Dank Medikamenten wie Adrenalin und einem Cortison-Präparat, Sauerstoff sowie einem bronchienerweiternden Mittel ging es ihr rasch besser.

In der Stunde vor dem Kuss hatte ihr Freund Shrimps gegessen – nicht ahnend, was er damit heraufbeschwören würde. Denn seine Freundin war allergisch gegen Krustentiere. Obwohl sie seit Jahren darum wusste, hatte sie den Job als Bedienung in einem Fischlokal angenommen. Dort hatten sich die beiden kennengelernt.

Bisher war ihre sogenannte Typ-I-Allergie gegen Hummer und Shrimps nie ein großes Problem gewesen. Servierte sie das

Essen ohne Handschuhe – was ihre Vorgesetzten gern sahen, damit sich die Gäste nicht wunderten –, bekam sie »bloß« einen nesselartigen Hautausschlag.

Beim Kontakt mit dem allergieauslösenden Molekül, dem Allergen, bildet der Körper bei der Typ-I-Allergie zunächst nur entsprechende Antikörper. Sie passen auf das Allergen wie ein Schlüssel ins Schloss. Im besten Fall bleibt es dabei, und nichts weiter passiert. Im schlechtesten Fall wird daraus eine lebensgefährliche Kettenreaktion. Hat der Patient erneut Kontakt mit dem Allergen, heften sich die dreiarmigen Antikörper daran. Da sie mit einem »Arm« an der Oberfläche bestimmter Abwehrzellen festgemacht sind, merken auch diese Zellen, dass etwas los ist, und schütten entzündungsauslösende Botenstoffe wie zum Beispiel Histamin aus. Dadurch werden die Blutgefäße weiter und durchlässiger. Die Folge: Der Blutdruck sinkt, und Flüssigkeit tritt in die Gewebe aus. Es kommt zu Schwellungen. Außerdem werden die Bronchien eng gestellt, was zur Atemnot führen kann.

All das spielte sich bei der 20-Jährigen in Nullkommanichts ab. Solange sie mit Shrimps und Hummern nur aus der Distanz in Berührung kam, hielt sich ihre allergische Reaktion in Grenzen. Als aber beim Küssen Spuren des Allergens in ihren Mund gerieten, ging die Lawine los. Der Kuss hatte es im wahrsten Sinn in sich.

Sie ist beileibe nicht die Einzige, bei der ein Kuss fast tödlich geendet hätte. Einer Schätzung zufolge wurden etwa fünf Prozent der Patienten mit allergischen Sofortreaktionen auf Nüsse und Samen schon mit potenziell lebensgefährlichen Folgen geküsst, darunter auch Kinder. Ein Dreijähriger zum Beispiel kam unmittelbar nach dem Kuss seiner Mutter auf die Wange in höchste Not. Sie hatte zuvor Erbsensuppe abgeschmeckt, und er vertrug keine Erbsen.

Bei besonders Sensiblen genügt der Hauch eines Allergens. Die Freundin eines 30-jährigen Erdnussallergikers etwa hatte zwei

Stunden vor dem Kuss Erdnüsse gegessen. In weiser Voraussicht putzte sie sich anschließend die Zähne, spülte den Mund und kaute Kaugummi, um auch jeden Rest des Allergens zu entfernen. Es half nichts. Kaum geküsst, schwollen seine Lippen dick an, und um seinen Mund herum juckte es.

Ein reizender Ehemann

In solchen Momenten könnte man ja aufs Küssen verzichten. Was aber sollen Menschen tun, denen es geht wie dieser 19-jährigen Braut? Just in ihren Flitterwochen bekam sie einen schmerzhaften, juckenden Hautausschlag. Dabei war sie bis zu diesem Zeitpunkt gesund gewesen.

In der Folge traten die Anfälle immer wieder auf: Zuerst hatte die 19-Jährige das Gefühl, ihre Nase sei zu. Ihre Kopfhaut begann zu beißen und sah aus, als hätte die Frau in den Brennnesseln gelegen. Stunden später schmerzten ihre Finger-, Hand- und Ellbogengelenke. Danach schwollen ihre Augenlider an. Schließlich weitete sich der Hautausschlag auf den ganzen Körper aus, und dann kam Durchfall. Vier bis fünf Tage litt die Frischvermählte jeweils, bis sie wieder gesund war. Das Ganze sah nach einer Typ-III-Allergie aus. Bei dieser Allergie bilden sich Komplexe aus vielen Antikörpern und allergieauslösenden Substanzen. Sie zirkulieren im Blut und können sich auch in Geweben ablagern. Das löst die Immunreaktion und die Beschwerden aus.

Doch worauf reagierte die junge Frau so allergisch? Ein Hauttest brachte es ans Licht. Ihr Ehemann versetzte sie in Aufruhr. Genauer gesagt: der Sex mit ihm. Sie war allergisch gegen das Sperma ihres Gatten.

Die 19-Jährige ist eine der seltenen Patientinnen, bei denen die Ärzte eine »Sex-Allergie« diagnostizieren. Manchen brennt es

»nur« an intimen Stellen. Andere kippen nach dem Geschlechtsverkehr fast in den allergischen Schock, ringen nach Luft, brauchen Notfallmedikamente oder müssen gar ins Krankenhaus. Die große Mehrheit neigt auch zu anderen Allergien, zu Asthma, Heuschnupfen oder Neurodermitis. Auslöser ist bei den Frauen jeweils das Ejakulat. Vermutlich stammen die allergieauslösenden Substanzen aus der Prostata. Unmittelbar während des Beischlafs oder auch erst einen halben Tag später setzen die Symptome ein. Bei manchen werden sie von Mal zu Mal heftiger.

Als Therapien bieten sich an: ins Kloster gehen. Oder den Partner wechseln. Manchmal verursacht der Sex mit einem anderen Mann nämlich keine Beschwerden. Falls das nicht geht: ein Kondom benützen – allerdings sind mindestens zwei Fälle bekannt, bei denen die Betroffenen sowohl gegen das Ejakulat als auch gegen Latex allergisch waren.

Doch was tun, wenn die betroffene Frau schwanger werden möchte? In diesem Fall kann nur eine Hyposensibilisierung helfen. Dabei wird stark verdünntes Ejakulat-Plasma in ansteigender Konzentration unter die Haut oder in die Vagina gespritzt. Gut zu bewähren scheinen sich sogenannte »Rush«-Therapien, die den Vorteil haben, dass sie meist innerhalb eines Tages abgeschlossen sind, jedoch den Nachteil, dass in dieser Zeit teils in Abständen von 20 Minuten gespritzt wird.

Damit der Effekt der Gewöhnung an das reizende Sperma anhält, müssen sich die erfolgreich Hyposensibilisierten in bestimmten Abständen wieder spritzen lassen. Oder aber regelmäßig mindestens dreimal pro Woche Sex haben – und da sind auch die Partner gefordert: Solange sie alle 24 bis 48 Stunden mit ihrem Partner schlief, geschah einer jungen Frau nichts. Kaum jedoch pausierte sie zehn Tage lang, juckte sie ihr Partner wieder.

Die 19-jährige Frischvermählte löste ihr Problem, indem sie zwei Jahre lang zu Kondomen griff. Dann reizte sie ihr Ehemann –

im übertragenen Sinn – nicht länger. Die Allergie war abgeflaut, das Problem hatte sich von selbst erledigt.

Paartherapie

Allergien gegen den eigenen Ehepartner stellen beide Beteiligten vor Probleme. Aber auch Allergien gegen Medikamente oder Pflanzen können zu Eifersucht oder Ehekrisen führen.

War ihr Gatte wirklich treu? Sie hegte ihre Zweifel. An einer sehr delikaten Stelle bekam ihr Ehemann nämlich immer wieder einen Hautausschlag. Doch die Sorge der Frau war unbegründet: Den Ausschlag hatte er von ihr.

Das Ekzem an Penis und Hodensack, so stellte sich bei genauem Nachfragen nämlich heraus, trat nur dann auf, wenn sie ein bestimmtes Medikament nahm. Ein Bruchteil des Wirkstoffs (der gegen eine chronisch-entzündliche Darmerkrankung half) wurde über das Vaginalsekret ausgeschieden – genug, um eine Allergie beim Ehemann anzufachen.

Im Fall eines Paares im Staat New York lief es genau andersherum. Dort bekam die Frau plötzlich eine unerfreuliche Scheidenentzündung. Bereits vor der Ehe hatte sie an einer Allergie gegen das in den USA beheimatete Immergrün gelitten. Solange sie nicht mit den Pflanzen in Berührung kam, war diese Allergie aber kein Thema für sie.

Dann jedoch musste sich ihr Ehemann einer Chemotherapie unterziehen. Gegen den Krebs erhielt er das Zytostatikum Vinblastin – und prompt bekam sie eine schwere Scheidenentzündung. Woran niemand gedacht hatte: Vinblastin wird aus dem Madagaskar-Immergrün gewonnen. Diese Pflanze enthält giftige Vinca-Alkaloide, welche die Zellteilung blockieren. Tumorzellen, die sich schnell teilen, trifft die Substanz deshalb besonders hart.

Während der ersten drei bis vier Tage der Chemotherapie gab der Mann beim Sex auch etwas von dem Medikament weiter. Den New Yorker Eheleuten blieb nichts anderes übrig, als zum Kondom zu greifen. Oder zu warten, bis er den Wirkstoff nach vier Tagen so weit abgebaut hatte, dass er ihr nichts mehr anhaben konnte.

Dieses Weitergeben von Medikamenten beschränkt sich nicht auf Chemotherapien. Beim Sex wurden verschiedenen Partnern auch schon Antibiotika, ein Mittel gegen Schizophrenie oder allergieauslösende Stoffe aus Walnüssen untergejubelt. Die Folgen: heftige, allergische Reaktionen, Schwellungsgefühl im Hals oder übler Juckreiz im Intimbereich.

Tücken des Alltags

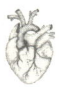

Im Bett kann der Tod lauern. Das ist nach dem eben Geschilderten wohl jedem klar. Es gibt weitere risikobehaftete Orte, die der gesundheitsbewusste Mensch kennen sollte. Die folgenden Fälle zeigen, wo es gefährlich werden kann.

Eine herzergreifende Einkaufstour

Im April 2006 beschloss eine 76-jährige Frau, in einem großen US-Supermarkt in Knoxville einzukaufen – nicht ahnend, dass dies ihre wohl gefährlichste Shoppingtour werden sollte. Als die Seniorin am Ausgang des Ladens ein kleines Päuschen einlegte, konnte sie gerade noch um Hilfe rufen – und brach zusammen. Auf dem Rücken liegend kam die Frau wieder zu sich.

Ein Angestellter half ihr auf und lehnte die 76-Jährige gegen den Pfosten des Anti-Diebstahl-Systems – woraufhin die Kundin erneut kollabierte. Fünf Mal wiederholte sich dieses Auf und Ab, bis die Seniorin schließlich aus dem Bereich der beiden Paneele der Diebstahlsicherung gebracht wurde.

Wie sich herausstellte, trug die alte Dame einen Herzschrittmacher, der durch das Warensicherungssystem beeinflusst wurde. Während ihr Herz mit etwa 200 Schlägen pro Minute raste – zu schnell, um den Kreislauf mit kräftigen Pulsschlägen aufrechtzuerhalten –, blockierte die Diebstahlsicherung die rettenden Impulse des Herzschrittmachers.

Ähnlich übel erging es einem 71-Jährigen, dem sein eingepflanzter Defibrillator sogar zwei heftige Stromschläge verpasste – ausgelöst von der Diebstahlsicherung.

Herzschrittmacher wie Defibrillatoren geben ihre Stromimpulse über Elektroden ans Herz ab. Diese Elektroden können aber auch wie Antennen wirken – was Herzspezialisten nutzen, wenn sie die Geräte über ein Magnetfeld von außen programmieren. Dummerweise reagieren die Elektroden jedoch sehr selten auch auf Signale, die ihnen gar nicht gelten.

Diebstahlsicherungen in Geschäften beruhen, je nach Funktionsart, auf elektromagnetischen, Radiofrequenz- oder akustomagnetischen Verfahren. Letztere bergen für die Herzschrittmacherträger wohl das größte Risiko. Die akustomagnetischen Anlagen sichern die Waren mit einem magnetischen Wechselfeld zwischen den beiden »Anti-Diebstahl-Paneelen«, die sich meist hinter der Kasse befinden.

Will ein Dieb einen Gegenstand stehlen, geraten die magnetischen Plättchen im Schutzetikett an der Ware ins Schwingen, was zum Alarm führt. Theoretisch könnte dieses Magnetfeld nicht nur Herzschrittmacher beeinflussen, sondern auch eingepflanzte Insulinpumpen, implantierte Hörhilfen, Blasenstimulatoren oder andere, sogenannte »aktive« Implantate. Bekannt geworden sind Fälle, bei denen elektronische Nervenstimulatoren schmerzhafte Impulse abgaben – was in einem Fall zum Sturz der Person führte.

Zur Beruhigung aller Schrittmacherträger sei angefügt, dass moderne Geräte sehr gut gegen elektromagnetische Störungen abgeschirmt sind. Am Universitätsspital Zürich, mit insgesamt mehreren Tausend Schrittmacher-Patienten, wurde bisher nie ein derartiger Fall beobachtet. Trotzdem lautet die Empfehlung der Ärzte in puncto Diebstahlsicherung: »Nicht trödeln, nicht anlehnen.« Leider beherzigten das weder die 76-jährige Dame noch der hilfsbereite Supermarktangestellte.

Vom Kobold gepackt

Jeder, der sich ein bisschen für Statistik interessiert, weiß, wie riskant der Haushalt ist. Allein in Deutschland ereignen sich jährlich mehr als 2,5 Millionen Haushaltsunfälle, in der Schweiz sind es rund 48 000 pro Jahr. Zur Warnung, speziell für alle Männer, hier ein besonders tragischer Fall.

Zunächst sah es nach einem »normalen« Suizid aus. Der 55-jährige Mann hatte sich erhängt. Bei genauer Inspektion der Leiche fanden die Kriminalbeamten aber Merkwürdiges. Unter äußerlich unauffälliger Kleidung trug der Mann eine blutverschmutzte Unterhose. Darunter, an einer sehr delikaten Stelle, hatte er zahlreiche Riss-Quetsch-Wunden und einen Bluterguss.

In der Waschküche des Hauses entdeckten die Kriminalisten ein blutverschmiertes Handtuch, in der Wohnung verteilt weitere kleine Blutspritzer. Offenkundig waren vor dem Tod des Mannes die gröbsten Blutflecke beseitigt worden.

Seine Verletzungen passten in ein Muster, das Urologen bereits kannten. Immer wieder suchten schwerverletzte Männer deshalb ihre Hilfe. Alle Patienten kamen mit stark blutenden Wunden und Verstümmelungen an einem zentralen Körperteil. Bei etlichen war sogar die Harnröhre durchtrennt. Trotz der schmerzhaften Verletzungen warteten einige aber noch bis zu zwölf Stunden, bevor sie sich bei einem Arzt meldeten.

Was den Unfallhergang betraf, druckste die Mehrzahl herum. Er sei vom Tisch auf einen Gartenstuhl gestürzt, sagte einer, er habe das Auto gereinigt, ein anderer. Epileptische Anfälle oder eine Massage wegen Ischiasbeschwerden wurden ebenfalls angeführt. »Bis auf wenige Ausnahmen waren die Patienten durch ihre Verletzungen auf das Peinlichste berührt und zunächst mehr um die Verheimlichung [...] bemüht«, ergab die Analyse mehrerer Fälle.

Bei dem 55-jährigen Kraftfahrer fanden die Ermittler die entscheidende Spur: Ein Kobold hatte ihm die massiven Verletzungen beigebracht. Der Mann hatte einen Stielstaubsauger dieser Marke besessen. Bei dem Modell befand sich der Motor am unteren Ende eines Stiels. Von der Saugdüse bis zum motorgetriebenen Lüfterrad betrug die Distanz nur elf Zentimeter. Leider wussten viele Männer dies nicht.

In der Absicht zu masturbieren, steckten sie ihren Penis in den Ansaugstutzen – und zerhäckselten ihn. »Durch den Luftstrom wird der Penis in Vibration versetzt und erigiert. Mit zunehmender Erektion wird der Sog stärker, und schließlich wird der ganze Staubsauger an den Unterleib gepresst und der Penis völlig in den Ansaugstutzen gezogen. In diesem Augenblick kommt er mit dem rotierenden Propeller in Berührung und wird je nach Motorleistung und Schnelligkeit des Abwehrreflexes, der Länge und dem Erektionszustand unterschiedlich traumatisiert«, ergab die eingehende urologische Analyse.

Mindestens 14 000-mal pro Minute drehte die Gebläseschaufel beim Kobold. Es habe fürchterlich geknallt, berichtete ein 31-jähriger Schweißer, der sich während der Abwesenheit seiner Frau am Staubsauger versucht hatte. (Sein 59-jähriger Vater glaubte ihm übrigens nicht, überprüfte die Geschichte und kam mit der gleichen Verletzung in die Klinik.)

Als Folge der missglückten Saugaktion trugen die Männer Penisverkrümmungen, Harnröhrenverengungen oder andere Unannehmlichkeiten davon. Die schrecklichsten Konsequenzen aber zog der 55-Jährige: Er versorgte die Wunden, beseitigte die Blutspuren, stellte den Staubsauger ordnungsgemäß ab – und erhängte sich.

Als die Saugaktionen der Männer bekannt wurden, verlängerte der Hersteller zunächst den Ansaugstutzen. Neuere Modelle des Kobolds sind nun so konzipiert, dass autoerotische Unfälle dieser

Art nicht mehr vorkommen. Seit 1996 wird die Luft am Lüfterrad vorbei in den Staubbeutel geblasen.

Damit ist Staubsaugen für Männer deutlich weniger gefährlich geworden. Vorsicht ist indes beim Hantieren mit der Moulinette geboten. In Deutschland versuchte ein Teenager, sich mithilfe dieses Küchengeräts zu stimulieren. Leider misslang sein Vorhaben gründlich ... Das Ergebnis der wiederherstellenden Operation war zum Trost recht befriedigend.

Die aufgeblasene Patientin

Ein vergleichsweise harmloses Terrain sind Wellness-Oasen. Trotzdem sollten vor allem Erholung suchende Frauen wissen, worauf sie sich einlassen.

In einer Klinik in Sydney meldete sich eine 53-Jährige wegen Oberbauchschmerzen. Seit zwei Tagen schon litt die Frau. Die Röntgenaufnahme ihres Bauchs zeigte einen erschreckenden Befund: Unterhalb des Zwerchfells war Luft im Bauchraum, auf dem Bild erkennbar an zwei schmalen schwarzen Sicheln. War der teils mit Gas gefüllte Darm geplatzt?

Nein. Die Frau hatte sich nur auf die Düse des Whirlpools gesetzt, gab sie schließlich auf Nachfrage an. (Zu welchem Zweck sie das getan hatte, berichteten ihre Ärzte leider nicht.) Jedenfalls bahnte sich die aus der Düse strömende Luft ihren Weg durch die Scheide, drang in die – wie das Computertomogramm zeigte, noch immer luftgefüllte – Gebärmutter und weiter über die Eileiter in den Bauchraum. Den Gesetzen der Schwerkraft folgend, sammelte sich das leichte Gasgemisch unter dem Zwerchfell. Zum Glück genas die derart aufgeblasene Patientin ohne weitere Probleme: Mit der Zeit resorbierte ihr Körper die Luft einfach.

Golfernippel und Königskobra

Golfspielen gilt gemeinhin als beschauliche Angelegenheit. Grüner Rasen, Vogelgezwitscher, gemächliche Bewegung an der frischen Luft – was soll da schon passieren?, denkt der Nicht-Golfer. Tatsächlich aber ereignen sich auf Golfplätzen schreckliche Dinge. Bei Stürzen von Golfwägelchen beispielsweise wurden in den USA zwischen 1990 und 2006 Steigerungsraten von 132 Prozent verzeichnet. Davon soll hier allerdings nicht die Rede sein, ebenso wenig wie von Verletzungen durch fliegende Bälle oder Überlastungsschäden am Rücken. Es geht um die Schäden an zarten Körperteilen.

Als sie die rechte Brustwarze eines 34-jährigen Mannes sahen, schwante den Ärzten Übles. Der Hof darum war stark gerötet und verhärtet – Symptom einer seltenen Brustkrebserkrankung, dem Paget-Karzinom, vermuteten sie. Dabei kommt es zu ekzemartigen Veränderungen an der Brustwarze; in Wirklichkeit aber breiten sich Krebszellen eines Milchgangkarzinoms in der Haut aus.

Doch bei dem 34-Jährigen steckte kein Krebs dahinter. Sondern seine unausgefeilte Schlagtechnik beim Golfen. Nachdem der Patient gelernt hatte, den Golfschlag etwas anders auszuführen, ohne dabei immer am Nippel entlangzuwetzen, konnte sich seine gereizte Brustwarze erholen. Nach dem Tennisarm und dem Läuferknie fand dank diesem Patienten der Golfernippel Eingang in die Fachliteratur.

Ein anderer Mann wurde in einer Hals-Nasen-Ohren-Ambulanz vorstellig. Erstens höre er auf dem rechten Ohr schlechter, zweitens habe er dort einen Tinnitus, klagte der 55-Jährige. Bei der Untersuchung zeigte sich, dass er einen Hörschaden hatte; speziell die Tonhöhen mit Frequenzen von vier bis sechs Kilohertz vernahm er schlechter. Vor allem mit dem rechten Ohr.

Schuld daran war wohl sein »King Cobra«-Titanschläger. Der Rechtshänder hatte 18 Monate lang dreimal wöchentlich diesen

Schläger benützt, der beim Abschlag klang, »als würde eine Pistole abgefeuert«, wie der Hörgeschädigte bemerkte. Je nach Golf-schläger schwankt die Lautstärke beim Abschlag zwischen rund 110 und 130 Dezibel. Das entspricht in etwa einer Autohupe be-ziehungsweise einem abfliegenden Düsenjet. Der King Cobra ran-gierte – im ohrenärztlich betreuten Test – mit Werten von 120 bis etwa 127 Dezibel eher in der oberen Lärmklasse – zu viel für das zarte Innenohr des Golfers.

Schreibtischopfer

Schon seit einem Jahr ging es dem Jungen nicht gut. Immer wieder litt er an Husten mit Auswurf. Im letzten Monat hatte der 15-Jäh-rige fünf Kilogramm Gewicht verloren. Mehrfach versuchte es der Hausarzt mit Antibiotika, sogar mit solchen, die gegen Tuberku-losebakterien wirken. Aber die Hustenepisoden kamen nur noch häufiger.

Schließlich wurde der Teenager im Krankenhaus eingehend untersucht: Mit der rechten Lunge stimmte etwas nicht, das war auf allen CT- und Röntgenbildern zu sehen.

Ähnlich wie dem Jungen erging es einem 39-Jährigen, der zwar seit jeher an Asthma litt – aber nicht im Verbund mit solch pfei-fender Atmung und Hustenepisoden, wie er sie nun seit zwei Jah-ren hatte. Therapien mit Asthma-Medikamenten und Antibiotika brachten ihm immer nur kurzfristig etwas Linderung.

Also betrachteten die Ärzte die Luftwege beider Patienten mit einem Bronchoskop von innen. Und fanden: die Kappe eines Schreibstifts im rechten mittleren Lappenbronchus des Teenagers. Und etwas Blaues im rechten Lungen-Unterlappen des 39-Jäh-rigen – das von Bissspuren gezeichnete Endstück eines Kugel-schreibers. Der Mann konnte sich nicht daran erinnern, jemals ein solches Teil eingeatmet zu haben. Aber er gab an, regelmäßig auf seinen Schreibgeräten zu kauen. Offenbar hatte er dabei im falschen Moment Luft geholt.

Das Risiko für solche Aspirationen ist größer, wenn ein Mensch stolpert, schreit, beim Essen lacht, wenn er durch Alkohol oder anderes benebelt ist oder wenn der Schutzreflex nicht mehr richtig funktioniert, der verhindert, dass Fremdkörper in die Luftröhre geraten. Das kann zum Beispiel bei einer schweren Demenz der Fall sein.

Dass die Mediziner ausgerechnet in den rechten Lungenflügeln ihrer Patienten fündig wurden, ist übrigens kein Zufall. Denn die Luftröhre zweigt sich an ihrem Ende asymmetrisch auf: Der linke Hauptbronchus biegt in größerem Winkel ab, der rechte Hauptbronchus dagegen verläuft annähernd in der Linie der Luftröhre, und er ist weiter. Deshalb fliegen eingeatmete Fremdkörper bei Erwachsenen bevorzugt nach rechts. Bei Kindern gilt dies nicht; dort sind die anatomischen Verhältnisse noch symmetrischer.

Am häufigsten aspirieren Kleinkinder irgendetwas: Spielzeugteile, Nüsse, Knöpfe, Perlen, Münzen, Rosinen – was sie so aufklauben. Knaben sind gefährdeter als Mädchen. Bei Erwachsenen finden die Ärzte auch mal ein beim Sex eingeatmetes Kondom in den Luftwegen, Pillen, einen Zahnstocher, eine Reißzwecke, ein Thermometer, Teile eines Strohhalms oder die Aufreißlasche einer Getränkebüchse. Einige Musliminnen aspirierten schon ihre Kopftuchnadeln und ein Patient in Singapur seine Stimmprothese.

Im schlimmsten Fall kann der Betreffende qualvoll ersticken. In den USA gehen etwa sieben Prozent der tödlichen Unfälle bei Kindern unter vier Jahren auf das Konto von Fremdkörper-Aspirationen, pro Jahr sterben dort insgesamt etwa 4800 Personen daran. 2014 gab es allein in der Schweiz 107 Tote wegen Aspiration.

Das Schlechte an diesen Aspirationen: Es kann ziemlich lange dauern, bis jemand auf die Idee kommt, ein Fremdkörper in den Atemwegen könnte die Ursache einer Erkrankung sein. Bei einem Patienten, der einen Kürbiskern aspiriert hatte, gingen 17 Jahre ins Land. Der »Rekord« soll bei 40 Jahren liegen.

Das Gute daran: Die Symptome verschwinden fast immer, sobald das Teil entfernt ist. Der 15-Jährige zum Beispiel war binnen eines Monats wiederhergestellt. Und im seltenen, besten Fall: Da merken die Patienten von dem eingeatmeten Fremdkörper gar nichts. Die Münze in der Lunge eines Mannes in den USA etwa wurde nur durch Zufall bei einer Röntgenaufnahme entdeckt.

Wer schön sein will, muss leiden

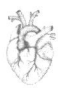

In einer Reihe mit Supermärkten, Golfplätzen und dem Haushalt müssen auch Schönheitssalons genannt werden. Nur die wenigsten haben eine Ahnung davon, was ihnen beim Coiffeur blühen kann, abgesehen von missratenen Haarschnitten und missglückten Farbtönen. Auch Mediziner erfuhren erst im Jahr 1992 davon: Das Schönheitssalon-Syndrom fordert immer wieder – meist weibliche – Opfer.

Das Schönheitssalon-Syndrom

Im günstigeren Fall schwindelt den Betroffenen nur. Im schlimmeren ergeht es ihnen wie einer 63-Jährigen in Deutschland, die ihre Haare schneiden lassen wollte. Während des Shampoonierens wurde ihr komisch zumute. Sie fing an zu erbrechen (weswegen sie in der Klinik erst einmal zwei Tage auf der Abteilung für Magen-Darm-Erkrankungen behandelt wurde). In Wirklichkeit aber hatte sie das »Schönheitssalon-Schlaganfall-Syndrom«.

Im Moment, in dem die Kundin ihren Kopf nach hinten über das Waschbecken legte, um ihn waschen zu lassen, wurden ihre Nackenarterien abgeklemmt. Das Ergebnis war ein Schlaganfall im Bereich der Hirnregion, die durch eine der drei Kleinhirnschlagadern versorgt wird. Am allerschlimmsten dran war eine Dame, die – ihre Haare noch voller Shampoo – in die Notaufnahme kam und verstarb.

Die Nackenarterien sind prädestiniert dafür, dass so etwas passiert. Denn sie können kaum ausweichen. Von der Brusthöhle her kommend, verlaufen sie links und rechts durch Löcher in den Querfortsätzen der Halswirbel bis ins Hirn. Dreh- und Kippbewegungen der Halswirbel müssen die Nackenarterien deshalb mitmachen. Zudem hatte in einer Untersuchung an 160 Patienten, bei denen irgendeine Operation anstand, jeder vierte eine schmale Nackenarterie. Dort wirkt sich ein Teilverschluss schwerer aus.

Werden diese Blutgefäße genügend lange abgeklemmt, kann allein das ausreichen, um Teilen des Hirns die Sauerstoffzufuhr abzuschneiden. Es könnte sich dort aber auch ein Gerinnsel bilden, das, kaum ist der Weg wieder frei, mit dem Blutstrom ins Hirn hochschießt, dort wie ein Korken wirkt und die Blutversorgung blockiert.

Riskant ist in dieser Hinsicht übrigens nicht nur das Kopfwaschen beim Friseur, riskant sind auch Telefonate. Ganze 56 Minuten telefonierte zum Beispiel ein 63-jähriger Mann. Kaum hatte er den Hörer aufgelegt, ging es los. Er sprach verwaschen, war unsicher auf den Beinen und zeigte auf der gesamten linken Seite eine Muskelschwäche. Die linke Hälfte seines Gesichts hing schlaff herunter. Man ahnt die Ursache: ein Schlaganfall.

Die Untersuchung im Computertomografen ergab eine Verkalkung in der rechten Nackenarterie und tatsächlich einen kleinen Infarkt im rechten Stammhirn. Dort hatten die Nervenzellen wegen fehlender Durchblutung an Sauerstoffmangel gelitten. Schuld daran war das Telefonat, besser gesagt die Kopfhaltung des 63-Jährigen während des knapp einstündigen Gesprächs. Er hielt seinen Hals ununterbrochen gebeugt. Dabei wurde vermutlich seine rechte Nackenarterie gequetscht.

Da etwa 90 Prozent der Nervenbahnen im Hirnstamm auf die Gegenseite kreuzen, traten seine Muskelprobleme links auf. Denn die rechte Gehirnhälfte steuert die linke Körperseite, die linke Gehirnhälfte dagegen steuert die rechte Körperseite. Schon zehn

Minuten in einer abnormen Kopfhaltung können genügen, um einen Hirninfarkt wie bei dem 63-jährigen Mann auszulösen.

Auch manche ärztliche Behandlung ist Gift für die Nackenarterien. Einer 51-jährigen Köchin wurde wegen starken Nasenblutens die Nase tamponiert. Dazu musste sie rund zehn Minuten lang den Kopf in den Nacken legen. Die Folge war ein Schlaganfall, der sich kurz danach bemerkbar machte. Bei einem 43-jährigen LKW-Fahrer wollten die Ärzte den Grund für seine plötzlichen Nacken- und Armschmerzen herausfinden. Als sie ein Röntgenbild der Halswirbelsäule mit überstrecktem Kopf anfertigen ließen, wurde der Mann bewusstlos. Minuten später erwachte er mit gelähmten Armen und Beinen. Schuld war eine Thrombose in einer Hirnarterie, die sich bis in beide Nackenarterien hinunter erstreckte. Sie hatte zum Hirnstamminfarkt geführt. Ob sie allein durch die Haltung während des Röntgens ausgelöst worden war oder ob die Schmerzen des Mannes bereits damit zusammenhingen, konnten die Ärzte nicht herausfinden. Der Patient starb wenige Monate später, vermutlich an den Folgen des schweren Schlaganfalls.

Die ungeschminkte Wahrheit

Schönheit und Leiden gehen sprichwörtlich zusammen. Aber nicht so krass wie beim Schönheitssalon-Syndrom!, möchte man ausrufen. Bedauerlicherweise doch, und zwar auf höchst verschlungenen Wegen, wie diese Geschichte zeigt.

Ihre Nase war verstopft, vor allem rechts. Und sie schnäuzte schwarzes Sekret. Schließlich gesellten sich ein trockener Husten und zeitweise sogar Fieber hinzu. Deshalb konsultierte die 32-Jährige, die als Architektin auf einer archäologischen Ausgrabungsstätte in Pompeji arbeitete, einen Spezialisten.

Es folgten: Untersuchung der Nase und der Nasennebenhöhlen. Allergietests. Computertomogramm der Nasennebenhöhlen. Röntgenbild der Lungen. Lungenfunktionsprüfung. Analyse des Nasensekrets auf Bakterien oder Pilze. Bluttests. Da wurde man endlich fündig: Die Patientin hatte Antikörper gegen den Schimmelpilz Aspergillus im Blut. Im Zusammenhang mit ihren Beschwerden hielten die Ärzte deshalb ein Anti-Pilzmittel für angezeigt. Der Erfolg nach zwei Monaten: gleich null.

Also wieder Computertomografie, Allergietests und eine endoskopische Untersuchung der Nasennebenhöhlen. Dort sah der Arzt nun schwarze Pünktchen, die er für abgeschilferte Zellen hielt. Er riet zu Nasenspülungen. Die Patientin tat wie geheißen – und machte große Augen: Mit der ersten Spülung wurde eine kleine Schmetterlingsmücke (*Clogmia albipunctata*) aus der Nase geschwemmt.

Diese Mückenart treibt sich überall dort herum, wo organisches Material fault. Ihre Larven haben kräftige Borsten und rufen leicht Entzündungen hervor. Manche der Larven benützen alle möglichen Körpereingänge; bei schlechten hygienischen Verhältnissen wandern sie sogar in die menschlichen Harnwege. Nun vermuteten die Ärzte – mittlerweile waren mehrere involviert –, dass es sich bei den schwarzen Krümeln im Nasensekret der Patientin um Insektenkot handelte.

Binnen weniger Tage nach dem Abgang des mottenähnlichen Insekts verschwanden Fieber und Husten bei der Frau. Endlich konnte sie wieder frei durchatmen. Glücklich war sie trotzdem nicht: Denn sie schnäuzte weiterhin schwarz. Die frustrierte Patientin befürchtete, dass sie noch mehr Insekten beherbergen könnte. Nach dem Nasensekret verfinsterte sich nun auch ihre Stimmung – obwohl bei erneuten Untersuchungen keine weiteren Insekten auftauchten.

Endlich fiel es einem Arzt wie Schuppen von den Augen: Die

Frau trug einen Lidstrich! Dem ärztlichen Rat folgend, hörte sie auf, sich mit Kajal zu schminken. Nach zwei Tagen war ihr hartnäckiges schwarzes Nasensekret verschwunden.

Zur Befeuchtung der Augen wird Tränenflüssigkeit abgesondert. Sie läuft normalerweise über den Tränen-Nasen-Gang in die Nasenhöhle ab. Bei der 32-Jährigen aber war dieser Gang ungewöhnlich weit. Deshalb gelangten bei ihr Farbpigmente aus dem Kajalstift bis in die Nase.

Die Schmetterlingsmücke hatte vermutlich den Husten und die Entzündung verursacht, die schwarzen Krümelchen hingegen stammten vom Kajal. Als die Frau statt eines schwarzen einen blauen Lidstrich zog, schnäuzte sie blau.

Ein tödlicher Nagel

Wer der Gesundheit zuliebe aufgrund solcher Berichte sein Äußeres vernachlässigt, ist schlecht beraten. Mangelnde Körperpflege ist mindestens genauso tückisch wie bestimmte kosmetische Praktiken.

Das bestätigt das Beispiel eines 93-jährigen Mannes auf drastische Weise. Er lag verblutet in seinem Bett. Die untere Hälfte der Matratze war mit Blut vollgesogen. Vor seinem Ableben hatte der alte Mann offenbar noch versucht, auf die Beine zu kommen, sich im Bett aufgesetzt und die Füße auf den Boden gestellt – vergeblich.

Als der Pathologe die Leiche begutachtete, fielen ihm die Krampfadern am Bein auf. Knapp unterhalb des rechten Außenknöchels war eine solche Ader über eine Strecke von einem Zentimeter wie von einem Skalpell aufgeschlitzt. Der Hergang des tragischen Todes wurde klar, als der Pathologe die ausgestreckten Beine der auf dem Rücken liegenden Leiche übereinanderkreuzte, sodass der rechte Fuß über dem linken zu liegen kam: Ein scharfer, zwei Zentimeter weit vorstehender Zehennagel am linken großen Zeh hatte die Krampfader rechts außen geritzt.

Selbst wenn der alte Mann vor seinem Tod noch realisierte, was passiert war, hätte er sich kaum selbst helfen können. Denn er wäre nicht in der Lage gewesen, sich zu bücken und die Blutung am Knöchel zu stillen. Mit dem Aufsetzen hatte er sein Ableben sogar noch beschleunigt, weil dadurch mehr Blut in die Beine geflossen war. So war der Zehennagel des Mannes zu seinem Sargnagel geworden.

Was dem 93-Jährigen passierte, könnte anderen Senioren ebenso widerfahren. Fußpflege gehört im hohen Alter nämlich zu den schwierigeren Aufgaben. Arthritis in den Hüften, Ungelenkigkeit, wenig Kraft und dicke, verhornte Nägel erschweren vielen alten Menschen die Fußpflege. Lange Zehennägel gefährden aber nicht nur Krampfadern, sondern auch die Knochen. Im britischen Livingstone konsultierte ein 85-Jähriger die Ärzte wegen seines komischen Gangs und weil er immer wieder stürzte. Das machte ihn zum Risikokandidaten für einen Hüftbruch.

Das Problem lag nicht am Herz, wie das EKG zeigte: Sein Herzschlag hatte keine Aussetzer. Die Stürze wurden also nicht durch kurze, herzbedingte Blackouts verursacht. Auch Labortests ergaben keinen Hinweis auf den Grund für die Unfälle. Aber die Zehen!

Obwohl der Senior gut betreut wurde, war die Pflege seiner Zehennägel etwas in Vergessenheit geraten. Sie boten ein Bild des Grauens: teils mehrere Zentimeter lang und scharfkantig, verkrümmt, dick und gelblich verfärbt. Eine sorgfältige Pediküre heilte den Patienten schließlich von seiner Sturzanfälligkeit.

Ärger mit den dritten Zähnen

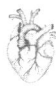

Wer geht schon gern zum Zahnarzt? Gründe, sich vor dem Zahnklempner zu fürchten, gibt es genug. Vor allem, wenn man weiß, was im dümmsten Fall dort alles passieren kann.

Der Patient mit der lockeren Schraube

Eigentlich wollte der 52-Jährige von seinem Zahnarzt nur einen Zahnersatz. Am Ende hatte der Patient eine Schraube locker.

Denn während der Prozedur entglitt dem Zahnarzt eine Metallschraube. Sie blieb unauffindbar – bis sich der Patient auf Anraten des Zahnklempners den Brustkorb röntgen ließ. Auf dem Bild war, unten rechts in der Lunge, die vermisste Schraube zu erkennen. Der Patient hatte sie beim Zahnarzt unbemerkt »eingeatmet«.

Ein Hals-Nasen-Ohren-Arzt versuchte das Teil endoskopisch herauszuholen. Leider vergeblich. Beim Erwachen aus der Narkose musste der Patient furchtbar husten. Nun zeigte ein zweites Röntgenbild, dass die Schraube – wohl durch den Hustenanfall – in die linke Lunge befördert worden war. Dort glückte anderntags die Entfernung, der Mann konnte wieder nach Hause. Und damit war er vergleichsweise schnell bedient.

Ein Patientenkollege von ihm hatte weniger Glück im Unglück. Im Alter von 45 Jahren sollte er vorzeitig berentet werden. Wiederkehrendes Keuchen und rezidivierende Lungenentzündungen machten dem Armeeangehörigen die Ausübung seines Dienstes unmöglich; weder bronchienerweiternde Mittel noch entzündungshemmende Cortison-Präparate hatten ihm in den letzten drei Jahren helfen können.

Bei der genauen Befragung erwähnte der Patient, dass seine Symptome nach einem Zahnarztbesuch begonnen hatten. Während der Vorarbeiten für eine neue Zahnkrone habe er heftig würgen müssen, wie er sich erinnerte. Eine Röntgenaufnahme seiner Lungen zeigte nichts Auffälliges. Dennoch sah sich ein Lungenspezialist die Luftwege des angehenden Frührentners mit einem Bronchoskop von innen an – und fischte ein mehrere Zentimeter langes, verästeltes Stück Kunststoff aus der rechten Lunge. Es war Teil des Materials, das der Zahnarzt drei Jahre zuvor für den Zahnabdruck benützt hatte. Auf Röntgenbildern war dieser Kunststoff praktisch unsichtbar.

Amalgamfüllungen, Zahnprothesen, Fixationsdrähte, Kronen, Gazetupfer, ja selbst zahnärztliche Instrumente haben Menschen auf dem Zahnarztstuhl schon versehentlich »eingeatmet«. Gefährdet sind vor allem Patienten, deren Würgreflex nicht richtig funktioniert, etwa nach einem Schlaganfall, wegen zu viel Alkohol oder aufgrund der Lokalbetäubung.

Auf den Zahn gefühlt

Wer den Dentisten jetzt noch mehr fürchtet, sei beruhigt: Nur in den seltensten Fällen müssen Chirurgen den Brustkorb öffnen, um das eingeatmete Teil herauszuholen. Das kann ein Mann in Schottland bestätigen.

Seit mehr als einem Jahr sprach er mit heiserer Stimme. Es hatte begonnen, nachdem er vor 18 Monaten im Rausch überfallen worden war. Damals war der 46-Jährige wegen einer leichten Gehirnerschütterung kurz ins Krankenhaus gekommen. Die

Schluckbeschwerden, die er auch jetzt wieder spürte, führten die Ärzte damals auf die Quetschungen im Hals zurück, die der Patient beim Überfall erlitten hatte.

Das Betasten des Ringknorpels (unterhalb des Schildknorpels) verursachte dem Kranken Schmerzen. Als ein Hals-Nasen-Ohren-Arzt seinen Rachen untersuchte, sah er, dass die linke Stimmlippe gelähmt war. Das erklärte die schwache, heisere Stimme – und es war ein ernst zu nehmender Befund. Denn etwa jeder vierte Fall von einseitiger Stimmbandlähmung geht auf einen bösartigen Tumor zurück. Bestärkt wurden die Ärzte in diesem Verdacht, als sie den Patienten Bariumbrei schlucken ließen und dabei Röntgenbilder schossen: Hinter dem Ringknorpel war das Gewebe verdickt – so schien es zumindest, bis jemand mit dem Endoskop in den Hals des Mannes schaute. Und staunte.

Eingebettet in vernarbtes Schleimhautgewebe steckte dort, im oberen Teil der Speiseröhre, die drei mal drei Zentimeter große Platte eines künstlichen Gebisses. Das Prothesenteil hatte eine Entzündung hervorgerufen, bei der Schleimhautgewebe durch Bindegewebe ersetzt worden war. Der nahe daran vorbeiziehende Nerv, der für das linke Stimmband zuständig ist, wurde dabei vermutlich in Mitleidenschaft gezogen.

Nach der erfolgreichen Extraktion erinnerte sich der Patient, dass ihm bei der Attacke ein Teil der Prothese abhandengekommen war. Seine Schluckbeschwerden legten sich nach dem Entfernen des Teils rasch; die Nervenlähmung und die Heiserkeit aber blieben bestehen.

Glücklicherweise macht nicht jedes Gebiss im Hals Probleme. Die dritten Zähne können sich dort auch ganz still verhalten. Als Ärzte einem 63-Jährigen zwecks einer Untersuchung das Gebiss herausnahmen, lugte hinten links im Rachen, eingebettet in eine Schleimhautfalte, etwas Weißes hervor. Es war eine weitere Zahnprothese.

Der Pflegeheimbewohner hatte sie drei Jahre zuvor verloren und damals zusammen mit dem Pflegepersonal gesucht. Niemand aber war auf die Idee gekommen, in seinem Rachen nachzuschauen. Er selbst bemerkte die Prothese dort nicht, weil er nach einem Schlaganfall an einer halbseitigen Lähmung und leichter Demenz litt. Haftcreme für die Dritten hätte beiden Patienten vielleicht Ungemach erspart – oder auch neues bereiten können.

Gute Haftung, teuer erkauft

Künstliche Gebisse bereiten manchem Senior Mühe. Sie verrutschen, fallen im dümmsten Moment beim Essen oder beim Lachen raus oder sie drücken. Das ist aber alles ein Klacks, verglichen mit den Beschwerden, die sich mehrere Patienten in Texas einhandelten.

Bei einer Frau begannen die Probleme damit, dass sie ihr Mundwerk befestigen wollte. Dann wurden ihre Arme und Beine immer schwächer und gefühlloser. Auch ihre geistigen Leistungen ließen nach. Und sie wurde inkontinent. Schließlich war die 41-Jährige auf den Rollstuhl angewiesen.

Ein vom gleichen Problem betroffener Mann beschrieb zunächst ein ungewohntes Kribbeln und Taubheitsgefühle in den Beinen. Als Nächstes wurden seine Fingerspitzen davon befallen. Ein halbes Jahr später bekam der 42-Jährige Schwierigkeiten mit dem Laufen, und Dinge in den Händen zu halten fiel ihm immer schwerer. Er spürte die Gegenstände nicht mehr.

Irgendetwas war mit den Nerven nicht in Ordnung, so viel stand fest. Außerdem diagnostizierten die Ärzte bei dem Mann eine Blutarmut. Sie vermuteten, dass er ein Problem mit der Blutbildung habe, und schickten den Patienten an eine Uniklinik.

Dort gab es weitere ähnliche Fälle. Ein Detail fiel bei allen Patienten auf: Sie hatten zu wenig Kupfer und zu viel Zink im Blut. Kupfer ist ein lebenswichtiges Spurenelement. Fehlt es, werden weniger rote Blutkörperchen gebildet, und sie gehen auch schneller als sonst zugrunde. So kommt es zur Blutarmut. Auch bei der Bildung von Bindegewebe und fürs Funktionieren von Hirn und Rückenmark spielt das Element eine wichtige Rolle. Kupfermangel schädigt vor allem die Nerven im Rückenmark. Doch wie in aller Welt kamen diese Kranken zu einem Kupfermangel? Die insgesamt vier Patienten hatten weder eine Darmerkrankung, was die Aufnahme des Spurenelements behindern könnte, noch enthielt ihre Nahrung zu wenig Kupfer.

Vermutlich war ihr lockeres Mundwerk daran schuld, genauer gesagt der Wunsch, ihren dritten Zähnen mehr Halt zu geben. Alle vier benützten in rauen Mengen Haftcreme für ihre dritten Zähne. Der 42-jährige Mann verbrauchte seit Jahren täglich eine Tube, um seine Zahnprothese zu fixieren (und verspeiste nebenbei gelegentlich ein Kügelchen der Creme). Die 41-jährige Frau trug seit zwei Jahren ein künstliches Gebiss; sie benützte zwei Tuben Haftcreme pro Woche – eigentlich sollte diese Menge für mindestens zwei Monate ausreichen.

Die Haftcremes enthielten eine Kalzium-Zink-Verbindung, die das Gebiss am Gaumen festklebte. Unvermeidlich schluckten die Benutzer auch etwas von dem Zink. Was die Erkrankten leider nicht wussten: Im Dünndarm konkurriert Kupfer mit Eisen und Zink um die Aufnahme in den Körper. Ist das Angebot von Zink oder Eisen riesig, hat Kupfer das Nachsehen. Überdies führt ein Zuviel an Zink zur verstärkten Ausscheidung von Kupfer.

So bekamen alle vier Prothesenträger einen Kupfermangel. Als sie ihre dritten Zähne nicht mehr mit Haftcreme befestigten, sanken prompt die Zinkwerte im Blut. Auch der Kupferspiegel ließ sich durch entsprechende Präparate rasch heben. Die Beschwerden der Patienten aber besserten sich leider kaum. Der Schaden war nicht mehr rückgängig zu machen.

Gefährliche Metalle

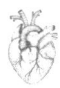

Goldene Geschmeide, silberner Ohrschmuck oder Platinringe –
daran denkt mancher Laie, wenn er Metall hört. Der mit Gefahren
für Leib und Leben vertraute Experte hat dagegen weniger diese
edlen Materialien vor Augen. Metalle können töten. Oder auf per-
fide Art zugrunde richten.

Drei Seemänner in Not

Die ganze Nacht hatte die Ankerkette die Männer gestört. Bei
jeder Bewegung des Schiffs schlug sie irgendwo dagegen. Nach
dieser ersten Nacht sollte die zwölfköpfige Crew noch vier Wochen mit der Viking Islay in der Nordsee bleiben und ihren Stand-
by-Dienst an einer Bohrinsel leisten. Am nächsten Morgen
beschlossen Robert Ebertowski und Robert O'Brien, dem nerven-
den Geräusch ein Ende zu bereiten.

Sie hoben den Lukendeckel an, der den Kettenkasten ver-
schloss, Ebertowski stieg die Leiter hinab – und kollabierte.
O'Brien rief über Funk den Steuermann zu Hilfe. Dann kletterte
er selbst hinunter, um dem Kollegen zu helfen – und brach ebenfalls bewusstlos zusammen, halb über Ebertowski.

Der zu Hilfe gerufene Steuermann Finlay MacFayden schnappte
sich ein Atemschutzgerät, stülpte sich die Haube über den Kopf und
stieg nach unten. Augenblicke später war auch MacFayden im Kettenkasten in Schwierigkeiten. Er klappte zusammen und wurde mit
teilweise abgezogener Atemschutzhaube gefunden.

Bis endlich alle drei Männer mithilfe eines Spezialrettungstrupps geborgen werden konnten, war es zu spät: Ebertowski, O'Brien und MacFayden waren tot.

Drei Tage später nahmen Ermittler Luftproben aus dem – seit dem tragischen Ereignis versiegelten – Kettenkasten. Die Analyse ergab: Es war kein giftiges Gas, das die drei Seemänner getötet hatte. Es war der Rost. Sowohl die riesige Ankerkette als auch der Kettenkasten waren fast gänzlich von Rost bedeckt. Alles in allem ergab dies eine Fläche von 232 Quadratmetern, schätzten Gutachter später. Das Luftvolumen im Kettenkasten maß 22,9 Kubikmeter. An der Stelle, wo die Kette durch ein Loch nach draußen lief und Wasser hätte eindringen können, war Kunststoffschaum zum Abdichten benützt worden. Dadurch wurde der Kettenkasten quasi luftdicht versiegelt, mit ein Grund für die tragischen Erstickungstode.

Wenn Eisen rostet, geht es mit dem Sauerstoff der Luft eine chemische Verbindung ein. 112 Gramm Eisen werden durch 16 Gramm Sauerstoff oxidiert. Dadurch verbrauchte sich allmählich der Sauerstoff im Kettenkasten. Als Ebertowski, O'Brien und MacFayden hinabstiegen, waren rechnerisch noch 12,7 Prozent Sauerstoff in der Luft dort unten enthalten – anstelle der normalen 20,9 Prozent. Da die Korrosion durch feuchte, salzhaltige Luft wie auf einem Schiff in der Nordsee verstärkt wird, lag der Sauerstoffgehalt möglicherweise nur bei 4,4 Prozent, schätzten die Unfallermittler.

Bei einer derart niedrigen Sauerstoffkonzentration hat der Mensch keine Chance: Er kollabiert unmittelbar. Selbst bei rechtzeitiger Bergung kann ein Hirnschaden zurückbleiben. Liegt der Sauerstoffgehalt in der Atemluft unter elf Prozent, kann man – ohne Vorwarnung – bewusstlos werden; es besteht Todesgefahr. Zwischen 11 und 18 Prozent leidet »nur« die Leistungsfähigkeit, meist ohne dass sich der Betreffende dessen bewusst ist.

Für die drei Seemänner kam jede Hilfe zu spät. Der Rost hatte seine Opfer längst geholt. Dabei war der Grund für ihren Aufenthalt auf dem Schiff ein ganz anderer gewesen: Die Viking Islay diente als Notfall- und Rettungsboot für die Arbeiter auf der Bohrinsel.

Thunfisch und Tee

Die Wirkungen von Metallen offenbaren sich auf den absonderlichsten Wegen. Bei einem Sachbearbeiter der Schifffahrtsgesellschaft MOL in Singapur begann es damit, dass er beim Hinsetzen den Stuhl verpasste und auf dem Boden landete.

Der 59-Jährige war nicht schwer verletzt, aber er klagte über Kreuzschmerzen. Als Ärzte ihn untersuchten, fanden sie zwar nichts am Rücken, aber im Kopf des Mannes schien etwas nicht in Ordnung: Er wähnte sich im Büro anstatt beim Arzt. Außerdem fiel ihm sein Name nicht mehr ein. Also kam er in die psychiatrische Abteilung.

Dort angekommen, wusste er, dass er sich im Krankenhaus befand, aber nicht mehr, weswegen. Er bestand darauf, dass das Kürzel seines Arbeitgebers MOL in Wirklichkeit »Ministry of Labour«, Arbeitsministerium, bedeute. Den Psychiatern fielen sein schlurfender Gang, seine verzögerten Bewegungen und seine langsame Art zu sprechen auf. Bei Tests zeigte sich, dass nicht nur das Kurzzeitgedächtnis des Mannes beeinträchtigt war, sondern auch seine Fähigkeit, zu rechnen und Figuren nachzuzeichnen. Er wusste weder, welcher Tag war, noch konnte er sagen, wo er sich befand. Er beabsichtige jedoch, ließ der gepflegt erscheinende Patient die Ärzte wissen, Premierminister zu werden.

Nach einem Monat in der Klinik kannte der 59-Jährige zwar

immerhin wieder den Bezirk, in dem er wohnte, nicht aber seine genaue Adresse. Gelegentlich fragte er nach, wie ein Vorstellungsgespräch ausgegangen sei – das gar nicht stattgefunden hatte. Was dem angehenden Premier fehlte, war den Ärzten schleierhaft. Untersuchung des Hirnwassers, Kernspintomografie des Hirns, Hirnströme, Vitaminspiegel – alles war in Ordnung. Weder eine HIV- noch eine Syphilisinfektion, Medikamente oder Drogen konnten seine Symptome und seine politischen Ambitionen erklären.

Schließlich ließen die Ärzte den Quecksilberspiegel im Blut bestimmen: Dem Patienten fehlte nichts, er hatte zu viel! Sein Quecksilberwert war fast doppelt so hoch wie normal. Als wahrscheinlichste Quelle dafür vermuteten die Psychiater die Ernährungsgewohnheiten.

Leider aber fiel dem Kranken nicht mehr ein, was er üblicherweise gegessen hatte. Sein Cousin jedoch erinnerte sich, dass der Patient täglich Thunfisch verspeist und regelmäßig chinesische Kräutertees bei traditionellen Heilern gekauft hatte. Beides kam als Quelle infrage. Denn Quecksilber reichert sich über die Nahrungskette in Thunfischen an. Und manche traditionelle chinesische Arzneimittel enthalten das giftige Schwermetall oder sind damit kontaminiert.

Quecksilber wird in allen Organen abgelagert; es schadet vor allem dem Klein- und dem Stammhirn sowie dem Rückenmark. Chronische Vergiftungen äußern sich (unter anderem) durch Speichelfluss, Mundschleimhautgeschwüre, kolikartige Bauchschmerzen, Kopfweh, Haarausfall, Zittern und mit psychischen Symptomen wie depressiver Verstimmung.

Die Ärzte hielten das Schwermetall für schuldig an der Krankheit des 59-Jährigen. Sie behandelten ihn mit einem schwermetallbindenden Medikament. Ein halbes Jahr später hatten sich die Denk- und Gedächtnisstörungen des Patienten gebessert. Doch anstatt dass er Premierminister geworden wäre, feuerte ihn seine Firma.

Die neue Hüfte

Seit neun Monaten hörte und sah die 58-Jährige immer schlechter. Sie klagte darüber, dass ihre Hände und Füße sich taub anfühlen würden und ihre Beine schwach seien. Mit der leichten Schilddrüsenunterfunktion, die vor drei Wochen festgestellt worden war und seither behandelt wurde, ließ sich das nicht erklären. Zwei der zwölf Hirnnerven funktionierten nicht so, wie sie sollten: Der zweite Hirnnerv, zuständig für das Sehen, und der achte, der das Hören ermöglicht, waren beidseits geschädigt. Das sahen die Neurologen bei der Untersuchung.

Hinter den Beschwerden steckte kein Hirntumor, keine Stoffwechselerkrankung und keine Infektion. Die Ärzte tippten auf eine Entzündung und rieten der Patientin, zwei Monate lang ein entzündungshemmendes Cortison-Präparat zu nehmen. Es brachte rein gar nichts.

Drei Monate später war die Frau erblindet, extrem schwerhörig und saß im Rollstuhl. Ihre Beine waren zu schwach geworden. Nun zogen die Mediziner eine mögliche Vergiftung in Betracht. Damit lagen sie richtig: Das Blut der Patientin enthielt Unmengen von Kobalt und Chrom. Der Kobaltwert lag bei 549 (Mikrogramm pro Liter Blut), normal sind höchstens 2,7. Der Chromwert betrug 54 (Mikrogramm pro Liter Blutserum) anstelle von maximal 0,5.

Normalerweise ist Kobalt nur in winzigen Mengen in Form von Vitamin B_{12} (das auch Cobalamin heißt) nötig. Überdosiert kann das Schwermetall verschiedene Enzyme hemmen, die die Körperzellen brauchen, um Energie zu gewinnen. Bei Kobaltvergiftungen wurde beobachtet, dass die Seherven zugrunde gingen und der Herzmuskel Schaden nahm. Auch eine Schilddrüsenunterfunktion oder Taubheitsgefühle an den Beinen können die Folge sein. Warum das Metall vor allem zwei der zwölf Hirnnerven und die Nerven in der Peripherie angreift, können die Mediziner nicht erklären.

Doch wie kam die Patientin zu derart hohen Kobaltwerten? Hinter der Vergiftung steckte ihr Hüftgelenk. Im Jahr 2001 hatte sie links eine künstliche Hüfte bekommen. Rund fünf Jahre später musste der gebrochene Keramik-Hüftkopf ausgetauscht werden. Er wurde durch einen Metallkopf ersetzt. Wenige Monate danach begannen die gesundheitlichen Probleme der Frau.

Der Grund: Der metallene Hüftkopf enthielt Kobalt und Chrom. Zwischen ihn und die Hüftpfanne hatten sich kleine Keramikteilchen geschoben, die noch vom alten, ersetzten Hüftkopf stammten. Sie wirkten wie Schmirgelpapier. Die glatten Oberflächen von Hüftkopf und Hüftpfanne waren deshalb aufgeraut und abgenutzt. Um das Gelenk herum hatte sich das Gewebe von Metallablagerungen stellenweise schwarz verfärbt. Das sahen die Orthopäden, die das künstliche Hüftgelenk wieder entfernten.

Nach der Operation und der Behandlung mit metallbindenden Medikamenten sanken die Chrom- und Kobaltwerte im Blut der Kranken, und ihr Zustand besserte sich. Inzwischen hört sie wieder gut, die Beinschwäche sowie ihr Taubheitsgefühl sind verschwunden. Die Sehfähigkeit erlangte die Frau jedoch nur zum Teil wieder. Auf ein neues Hüftgelenk verzichtete sie nach dieser Erfahrung. Stattdessen fanden die Orthopäden eine Lösung, bei der der Oberschenkelknochen von Hüftpfanne und Beckenschaufel gestützt wird. So konnte die Frau zwar nur mit einer Gehhilfe, aber doch schmerzfrei laufen.

Gift aus dem Kanonenrohr

Der 19-Jährige gehörte dazu! Im September 1994 wurde er in das Artillerieregiment der französischen Armee aufgenommen. Nun musste er nur noch den Initiationsritus überstehen. Nach Regimentsbrauch wurden einige Schüsse aus einem 155-Millimeter-Artilleriegeschütz in die Luft abgegeben, dann flossen Bier und Wein durch das Munitionsrohr.

Der junge Soldat trank einen Viertelliter – und war 15 Minuten später in größter Not. Fast eine halbe Stunde lang hatte er Krampfanfälle, die nur dank einer Schlafmittelspritze aufhörten. Im Krankenhaus reagierte er weder auf Ansprache noch auf Schmerzreize. Weil der Patient nur langsam atmete, wurde er maschinell beatmet. Was den angehenden Artilleristen krank gemacht hatte, war ein Rätsel. Seine Hirnströme wiesen auf eine Schädigung der Hirnzellen hin. Doch weder ein Computertomogramm des Hirns noch die Analyse des Hirnwassers oder die Suche nach Drogen, Blei, Quecksilber oder Blausäure lieferten einen Hinweis.

Mit speziellen Analysemethoden suchten die Toxikologen nach allem Möglichen. Schließlich wurden sie fündig. Sowohl der Wein als auch der junge Soldat enthielten extrem hohe Mengen an Wolfram. In einem Liter Blutserum wies der Mann mehr als die 500-fache Konzentration dessen auf, was noch als normal gilt: fünf Milligramm des giftigen Metalls anstelle von höchstens 0,0093. Um die Geschützrohre härter zu machen, hatte der Hersteller im Stahl den Anteil von Wolfram erhöht – und dabei vermutlich nicht an »zivile« Anwendungen mit Wein und Bier gedacht.

Außerdem galt Wolfram bis zu diesem Zeitpunkt als vergleichsweise ungefährliches Metall. Bekannt waren den Ärzten höchstens chronische Vergiftungen bei Metallarbeitern oder

Diamantschleifern, die über lange Zeit mit Wolframverbindungen zu tun hatten. Dort verursachte das Metall Lungenschäden und Hautausschläge. Wie eine akute Vergiftung aussehen kann, lernten die Mediziner erst durch den Artilleristen.

Mangels anderer Befunde müsse es sich um eine Vergiftung mit Wolfram oder einer Wolframverbindung handeln, so das Fazit der Ärzte, die den jungen Soldaten behandelten. Dieser erwachte am zweiten Tag aus seiner Bewusstlosigkeit und konnte wieder allein atmen. Dann aber versagten seine Nieren. Rund eine Woche lang wurde sein Blut künstlich gewaschen, bis die Nieren wieder funktionierten. Fünf Monate später ging es dem frischgebackenen Artilleristen wieder gut. Für die französische Armee hatte der Vorfall jedoch Folgen: Derart gefährliche Initiationsriten sind seither verboten.

Schwerer als Gras

Ärzte, Polizei und die Mitarbeiter des Leipziger Gesundheitsamts tappten im Dunkeln. Begonnen hatte alles mit einer komatösen Patientin, die im August 2007 in ein städtisches Krankenhaus eingeliefert worden war. Sie litt an Lähmungen und starker Blutarmut.

Im Verlauf der nächsten Monate folgten weitere Kranke mit ähnlichen Symptomen. Alle fühlten sich müde und erschöpft. Die Mehrzahl litt an Blutarmut und Übelkeit, viele hatten Bauchkrämpfe, manche auch Kopfschmerzen oder Nervenlähmungen. Bis Februar 2008 wurden allein in der Leipziger Universitätsklinik 35 solcher Patienten behandelt. Drei Krankenhäuser in der Umgebung berichteten ebenfalls von entsprechenden Erkrankungsfällen.

Bei manchen fanden die Ärzte den Grund für die Krankheit

schnell. Hinweise darauf lieferten charakteristische Zeichen: Einige Patienten hatten dort, wo ihr Zahnfleisch die Zähne berührte, eine feine, graue Linie. Typisch waren auch die winzigen Tüpfelchen in den roten Blutkörperchen, die im gefärbten Blutausstrich unter dem Mikroskop zu sehen waren.

In anderen Fällen kam die Diagnose auf Umwegen zustande. Bei einem Kranken beispielsweise schnitten die Chirurgen den Bauch auf, in der Annahme, es gäbe etwas zu operieren. Doch das war nicht der Fall. Denn die Symptome hatte dem Leidenden ein Schwermetall eingebrockt – Blei.

Dieses Metall hat viele unerwünschte Wirkungen. Es schädigt zum Beispiel die Nieren, bis hin zum Nierenversagen, und bremst die Bildung des roten Blutfarbstoffs. Das führt zur Blutarmut. Die kleinen Tüpfelchen in den roten Blutkörperchen entstehen durch Ablagerung von zerstörten Zellbestandteilen. Der graue »Bleisaum« am Zahnfleischrand kommt daher, dass einige der Bakterien im Mund Schwefel produzieren. In Kombination mit Blei gibt dies Ablagerungen von Bleisulfid.

Auch Hirn und Nerven mögen kein Blei. Das zeigt sich an Müdigkeit und Erschöpfung, Reizbarkeit, Gedächtnisschwäche und schlimmstenfalls Verblödung. Von den Nerven außerhalb des Gehirns sind vor allem diejenigen betroffen, welche die Streckmuskeln aktivieren. Typisches Zeichen einer Bleivergiftung ist die schlaff herunterhängende »Fallhand«.

Aber wie kam das Blei in all diese Patienten? Trotz großer Bemühungen gelang es wochenlang nicht, die Bleiquelle zu finden. Die Polizei nahm Ermittlungen auf. Der Verdacht im Fall der ersten Patientin: ein Mordversuch. Dann aber entdeckten die Ärzte der Uniklinik ein Muster: Alle bis zu diesem Zeitpunkt Betroffenen waren arbeitslos oder studierten, trugen Piercings und hatten in der Vergangenheit irgendwann geraucht.

Auf Nachfrage gestanden die Patienten nun, was sie aktuell so

rauchten: Marihuana. Leider war die Droge von Unbekannten –
vermutlich, um mehr Gewicht vorzutäuschen – mit kleinen Blei-
teilchen gestreckt worden. Die Marihuana-Konsumenten hatten
das verdampfte Blei über die Lungen aufgenommen.

Ansteckungsgefahren

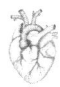

Was Krankheitserreger anrichten, ist oft sehr unangenehm, aber wenig originell. Sie verursachen Halsweh, Durchfall, Hautausschlag oder grippale Infekte – überhaupt nichts Besonderes. Es gibt aber Kandidaten, bei denen nicht nur der Patient, sondern auch die Ärzte lange im Dunkeln tappen.

Der Mann, der nicht mehr schlafen konnte

Seit fünf Jahren schon schlief der 43-jährige Mann schlecht. Mit jedem Jahr wurde es schlimmer. 1997, als ihn Neurologen und Psychiater das erste Mal ergebnislos deshalb untersuchten, kam er noch auf knapp viereinhalb Stunden pro Nacht. Er versuchte es mit Schlafmitteln, aber das brachte nicht viel. Als er sie absetzte, spürte er kaum einen Unterschied.

In der Medizin sind rund 90 verschiedene Formen von Schlafstörungen bekannt. Sie reichen von eingebildetem Schlafmangel über echte Schlaflosigkeit bei Depressionen oder ruhelosen Beinen bis hin zur Schlaflosigkeit während belastender Lebenssituationen. Doch bei diesem Patienten fanden die Ärzte nichts von alldem.

Im Frühling 1999 konnte der Arme fast gar nicht mehr schlafen. Seine geistigen Leistungen ließen nach, sein Gedächtnis wurde schlechter, und manchmal war er ein bisschen verwirrt. Auch wirkte er leicht depressiv. Was aber am auffallendsten war: Er hatte seit Neuestem eine Blicklähmung und konnte nicht mehr nach oben schauen.

Um prüfen zu lassen, wie viel er schlief, ging er im März und im April 1999 jeweils zwei Nächte nacheinander in ein Schlaflabor. Seine Schlaflosigkeit war unglaublich: Im Verlauf von 24 Stunden kam er gerade mal auf 60 Minuten Schlaf, höchstens 15 Minuten am Stück. Traumschlafepisoden fehlten ihm völlig. Zwischendurch war der Mann im Schlaflabor momentelang desorientiert.

Zwölf Wochen brachte der Patient im Jahr 1999 in der Psychiatrischen Universitätsklinik Freiburg zu, zwei davon auf der geschlossenen Abteilung. Er hatte phasenweise begonnen zu halluzinieren.

Die Labortests deuteten nun auf eine Entzündung irgendwo im Körper hin. Als die Ärzte das Hirnwasser des Patienten untersuchten, wurden sie fündig: Sie konnten Spuren des Bakteriums Tropheryma whipplei nachweisen. Benannt wurde dieser Erreger nach dem US-Pathologen George Hoyt Whipple, der die sehr seltene Krankheit 1907 bei einem Missionar beschrieb. Der Geistliche war nach einer lang dauernden, auszehrenden Erkrankung mit Gelenkschmerzen, Durchfällen, Husten und Gewichtsverlust verstorben. Dieses Schicksal droht noch heute den Patienten, die unbehandelt bleiben.

Warum sich mehrheitlich Männer mit dem Erreger infizieren, der in der Umwelt wahrscheinlich weit verbreitet ist, wissen die Mediziner nicht. Möglicherweise trägt ein Immundefekt dazu bei, dass der Körper dieser Bakterien nicht Herr wird. In Deutschland werden pro Jahr circa 30 neue Erkrankungen mit dem Erreger bekannt, in der Schweiz etwa fünf. Die Erkrankung entwickelt sich schleichend.

Im Jahr 1989 hatte der Patient tatsächlich an einem Morbus Whipple mit Durchfällen, Abmagerung und Gelenkschmerzen gelitten. Bis 1996 schluckte er deshalb ein Antibiotikum, dann galt er als geheilt. Niemand schrieb daher die 1997 erstmals abgeklärten Schlafstörungen den heimtückischen Bakterien zu. Zumal der Mann, abgesehen von seinem schlechten Schlaf, jahrelang kein weiteres Symptom hatte, das auf ihre Anwesenheit hindeutete.

Tropheryma whipplei kann viele Organe befallen. Fast immer sind der Darm und die Gelenke betroffen, häufig treten auch Lymphknotenschwellungen, Fieber und Blutarmut auf. Seltener schädigen die Erreger das Herz, die Lunge, das Gehirn oder die Augen.

Obschon die Bakterien bei den meisten Infizierten auch im Hirn zu finden sind, verursachen sie höchstens bei jedem dritten entsprechende Beschwerden. Je nachdem, in welcher Hirnregion sie sich niederlassen, leiden die Kranken an den unterschiedlichsten Symptomen. Der Hirnbefall kann sich zum Beispiel durch Persönlichkeitsstörungen bemerkbar machen, durch Krampfanfälle, Sehstörungen oder Blicklähmung wie bei dem Patienten.

Deshalb raten Fachleute, sicherheitshalber allen Morbus-Whipple-Patienten Antibiotika zu geben, die die Blut-Hirn-Schranke durchdringen. Bei diesem Patienten war das verpasst worden. Gegen seine Durchfälle hatte er »nur« ein Tetrazyklin bekommen. Es half zwar gegen die Keime im Darm, gelangte aber nicht ins Gehirn. Prompt hatten die Bakterien bei ihm einen Bereich des Hirns befallen, der für den Schlaf-Wach-Rhythmus zuständig ist.

Helfen konnten die Ärzte dem Mann trotzdem. Er erhielt hirngängige Antibiotika und ein Antiepileptikum mit schlafförderndernder Wirkung. Im Lauf eines Jahres besserten sich fast alle Symptome. So kam er schließlich wieder auf etwa fünf bis sechs Stunden Schlaf pro Nacht. Sein Gedächtnis und die Konzentration indes kehrten nicht voll zurück. Er wurde zum Frührentner.

Der Stinkfinger

Leichtfertig wird der hochgereckte Mittelfinger gern Lehrern, Schiedsrichtern oder anderen ungeliebten Zeitgenossen frech entgegengehalten. Die wenigsten, die das tun, haben jedoch eine Ahnung davon, welches Leid ein Stinkfinger bringen kann.

Bei der Arbeit – er bereitete Hühnchen für den Verkauf vor und nahm sie aus – spießte sich der 29-jährige Mann einen Hühnerknochen in den rechten Ringfinger. Der Finger entzündete sich. Und er begann zu stinken. Der Geruch war quer durch einen großen Raum wahrnehmbar; in einem kleinen Zimmer wurde er beinahe unerträglich.

Schuld daran waren Bakterien. In verschiedenen Gewebeproben aus dem Finger und dem rechten Arm entdeckten die Ärzte insgesamt drei Typen von Clostridien, darunter Clostridium novyi.

Vier Antibiotika sollten diesen Erregern den Garaus machen – doch sie versagten. Eine zweimonatige Sauerstoffüberdruckbehandlung brachte genauso wenig. Auch ein Chirurg konnte dem Mann nicht helfen. Er fand weder Hühnerknochensplitter noch Eiter oder zerstörtes Gewebe, das er hätte entfernen können. Der Finger und der rechte Arm des Mannes verbreiteten weiterhin einen ekligen, fauligen Gestank.

Zur Bakteriengattung der Clostridien gehören über hundert Arten. Sie leben vor allem im Boden; einige kommen auch im Mund und im Darm von gesunden Menschen und Tieren vor. Clostridien fühlen sich dort wohl, wo kein Sauerstoff vorhanden ist.

Leider half dieses Wissen dem Patienten nichts. Obwohl »seine« Bakterien bei Labortests auf diverse Antibiotika angesprochen hatten, richteten die Medikamente an seinem Stinkfinger nichts aus. Er versuchte es mit Chlorophyll. Mit einem Wirkstoff, der das Wachstum von Talgdrüsen hemmt. Mit Pfefferminzöl. Mit einer Chemobehandlung der Haut plus zusätzlicher UV-Bestrahlung – vergebens. Nichts linderte den Gestank nachhaltig. Einzig die Rötung des Fingers besserte sich leicht.

Manche Clostridien produzieren lebensgefährliche Giftstoffe, die zum Beispiel Wundstarrkrampf hervorrufen. Auch Stämme von Clostridium novyi können tödlich sein. Im Jahr 2000 starben in Großbritannien mindestens 35 Drogenabhängige daran. Sie hatten sich mit den Erregern verunreinigtes Heroin in Muskeln oder unter die Haut gespritzt.

Bei dem Patienten aber war nicht Gift das Problem, sondern die übel riechenden Stoffwechselprodukte dieser Bakterien, darunter zum Beispiel Buttersäureverbindungen. Fünf Jahre nach der Verletzung mit dem Hühnerknochen lebte der Mann sozial isoliert und war wegen des unerträglichen Gestanks als chronisch behindert eingestuft. Seine Ärzte waren mit ihrem Medizinerlatein am Ende. In einem Fachblatt veröffentlichten sie den Fall und baten Kollegen in aller Welt um Hilfe. Aber auch auf diesen Aufruf hin kam kein rettender Tipp.

Trotzdem endet diese Geschichte glücklich. Nach jahrelangem Leiden und verschiedensten Behandlungsversuchen hörte der Patient auf zu stinken. Vermutlich schaffte es sein Immunsystem irgendwie, die Bakterien zu knacken und die Infektion zu überwinden. Seither geht es dem Mann gut. Seinen Ärzten brachte diese ungewöhnliche Infektion sogar einen Preis ein. Für ihren warnenden Fallbericht bekamen sie im Jahr 1998 den Spaß-Nobelpreis. Mit diesem sogenannten Ig-Nobelpreis (»Ig« steht für »ignoble« – »unehrenhaft«) werden alljährlich die absonderlichsten Arbeiten prämiert.

Schwein gehabt

Für alle, denen nichts an einer 08/15-Infektion liegt, bieten sich neben Bakterien auch interessante Parasiten an. Besonders unangenehm (für Patient wie Arzt) sind solche, die zum unpassendsten Zeitpunkt an den völlig falschen Stellen auftauchen. So wie bei einer 37-jährigen Australierin.

Ausgerechnet am Weihnachtsabend erlitt die Frau den ersten epileptischen Anfall ihres Lebens. Bis auf Kopfschmerzen in der letzten Zeit war sie immer gesund gewesen.

Die neurologische Untersuchung ergab nichts Besonderes, aber die CT- und die Kernspinaufnahmen waren besorgniserregend: Sie zeigten einen etwa zentimetergroßen Knoten im Hirn und außen herum einen entzündlich geschwollenen Bereich. Mit dringendem Verdacht auf einen Hirntumor wurde die 37-Jährige dem Neurochirurgen zugewiesen. Der Befund nach der Operation war eine Überraschung – und vermutlich der Reiselust der Patientin zuzuschreiben.

In ihrem Gehirn beherbergte sie einen Schweinebandwurm. Genauer gesagt eine Finne. Der Schweinebandwurm kann auf zwei Arten in den Menschen gelangen: entweder über infiziertes Schweinefleisch oder über verunreinigtes Wasser beziehungsweise Lebensmittel. Im ersten Fall nimmt ein Schwein die Bandwurmeier auf. Im Darm des Tieres entwickeln sich dann aus den Wurmeiern Larven. Diese durchbohren die Darmwand und werden mit dem Blutstrom in die Schweinemuskeln gespült. Dort entwickeln sie sich zu sogenannten Finnen. Befallene Muskeln sehen aus wie mit kleinen Zysten gespickt.

Durch den Genuss von ungenügend erhitztem, kontaminiertem Fleisch infiziert sich schließlich der Mensch. In seinem Darm wachsen die Finnen zu Würmern heran, die sich an die Wand des Dünndarms heften und dort mitfuttern. Da sie kein eigenes Verdauungssystem haben, müssen sie alle Nährstoffe über ihre »Haut« aufnehmen. Unbehandelt können die bis zu acht Meter langen Schweinefinnenbandwürmer jahrelang im Darm leben. Über den Stuhl scheidet der Infizierte viele Wurmeier aus, die wiederum Schweine aufnehmen – und der Zyklus beginnt von Neuem.

Die 37-jährige Patientin aber fungierte nicht als Endwirtin, sondern als sogenannte Fehlzwischenwirtin. Sie hatte irgendwo Schweinebandwurmeier aufgenommen, vermutlich auf einer ihrer Reisen nach Südasien, wo diese Parasiten in manchen Gegenden endemisch sind. (Eine andere Möglichkeit ist die Selbstinfektion über den unappetitlichen Weg Kot-Finger-Mund; etwa jeder fünfte Patient mit einer solchen Zystizerkose hat auch erwachsene Bandwürmer im Darm.)

Ähnlich wie beim Schwein durchbohrten die Larven die Darmwand der Patientin, und eine Finne nistete sich ausgerechnet in ihrem Gehirn ein. Bei einem 35-jährigen Leidensgenossen sah das Gehirn auf den CT-Bildern aus wie von Reiskörnern durchsetzt. Die »Körnchen« waren Finnen, die sich zu Dutzenden dort eingebettet hatten. Oft verkalken die Larven nach Monaten und können dann auf dem Röntgenbild sichtbar werden. Andere bevorzugte Orte der Finnen sind die Muskeln und das Bindegewebe der Unterhaut.

Beiden Patienten verhalfen Anti-Wurm-Medikamente zur Heilung. Im Fall der 35-Jährigen verschwanden mit den wurmbedingten Kopfschmerzen auch ihre Krampfanfälle.

Verräterische Spuren

Manche Erreger hinterlassen verdächtige Spuren. So haben die Ärzte eine Chance, ihnen auf die Schliche zu kommen. Immer vorausgesetzt, sie untersuchen den Patienten wirklich von Kopf bis Fuß.

Er nahm ab, war blutarm, hatte Spuren von Blut im Urin. Trotz aller Tests und Untersuchungen fanden die Ärzte keinen Grund für die Beschwerden des 66-jährigen Mannes. Bis schließlich einer ganz genau hinsah: Versteckt in den Zehenzwischenräumen entdeckte er winzige, punktförmige Blutungen in der Haut. Diese hatte bis dahin nicht einmal der Patient selbst bemerkt. Der Befund zwischen den Zehen wies darauf hin, wo das Problem saß – mitten im Herz.

Im Lauf des Lebens schwimmen immer wieder mal Bakterien oder andere Keime im Blutstrom. Zieht der Zahnarzt einen Zahn, schrubbt der Zungenkratzer über die Zunge, entnimmt der Urologe eine Gewebeprobe aus der Prostata, gelangen Keime über das Blut in den Körper. Normalerweise wird das Immunsystem damit fertig.

Treffen mit dem Blutstrom aber viele, noch dazu besonders »klebrige« Erreger auf schon vorgeschädigte Herzklappen, kann dies das Ende der Klappen sein. Auf altersbedingt oder zum Beispiel durch Rheuma beschädigten Herzklappen sitzen bereits kleine Gerinnsel aus Blutplättchen und Eiweiß. Sie sind ein wunderbares Bett für die Erreger, die sich nun darin vermehren.

Gelegentlich reißen kleine Stückchen dieser Anheftungen ab, werden im Blutstrom mitgerissen und verfangen sich in den sich immer feiner verästelnden Arterien, beispielsweise in den Zehenzwischenräumen. Das war im Fall des 66-Jährigen der Grund für die Mini-Blutungen. Diese Petechien, so heißen die höchstens stecknadelkopfgroßen Blutungen, können auch bei anderen Erkrankungen wie Arzneimittelallergien auftreten. Im Fall des Mannes, bei dem die Ärzte zuerst ratlos waren, führten sie zur Diagnose: infektiöse Endokarditis, also eine Entzündung der Herzinnenhaut durch einen Erreger. Meist macht sie sich an den Herzklappen bemerkbar.

Für diese ist es ziemlich ungesund, wenn Bakterien oder

Pilze auf ihnen wachsen. Da Medikamente die Erreger in ihrem Klapp(en)bett nicht immer erreichen, muss rund ein Drittel der Patienten unters Messer. So auch dieser Mann. Er bekam zunächst Antibiotika, aber das genügte nicht. Seine Aortenklappe musste ersetzt werden – in der Hoffnung, dass nicht auch die neue Herzklappe wieder von den Erregern besiedelt werden würde. Das geschah tatsächlich nicht.

Treu bis in den Tod

Dass man sich beim Händeschütteln ganz üble Krankheiten holen kann, lernt jedes Kind. Worüber kaum je gesprochen wird: Man sollte auch aufpassen, wessen Pfote man sich geben lässt – zum Schutz des Tieres.

Die achtjährige Labradorhündin sah schlimm aus: Ihr Hals war auf der Unterseite dick geschwollen, Geschwüre und Eiter übersäten dort ihre Haut und das Fell. Sie bekam Infusionen, Antibiotika, doch vergeblich. Die Hündin wurde immer apathischer. Weite Teile ihrer Haut lösten sich ab, Gesicht und Hals schwollen immer stärker an. Schließlich zeigte sie Anzeichen eines Schocks und musste eingeschläfert werden.

Was sie am Hals gehabt hatte, fanden die Mediziner mithilfe von Blutkulturen heraus. Darin vermehrten sich Bakterien namens Staphylococcus aureus – und zwar ein besonders widerstandsfähiger Typ dieses Erregers, der sogenannte MRSA (Methicillin-resistente Staphylococcus aureus). Bakterien dieser Art tauchten zum ersten Mal Anfang der 1960er Jahre auf. Damals wurde das Antibiotikum Methicillin eingeführt. Binnen eines Jahres fanden die Ärzte vereinzelt resistente Staphylokokken gegen Methicillin.

Im Lauf der Zeit schafften es diverse MRSA-Bakterienstämme, nicht nur dem Methicillin, sondern auch anderen, gängigen

Antibiotika zu trotzen. Und die teils mühsam zu behandelnden MRSA breiteten sich weiter aus. Mittlerweile sind MRSA in deutschen Krankenhäusern im Durchschnitt für jede vierte schwere Staphylococcus-aureus-Infektion verantwortlich. Je nach Stamm produzieren MRSA verschiedene Gifte und Enzyme, die ihnen helfen, sich im Körper festzusetzen und zu vermehren. Sie führen zum Beispiel zu Wundinfektionen, rufen Furunkel hervor, üble Lungenentzündungen oder sogar Blutvergiftungen.

Bis Ende der 1980er Jahre konnte man sich diese Erreger fast nur in Kliniken und Pflegeeinrichtungen holen. Dann aber gelang es einzelnen Stämmen auch außerhalb medizinischer Einrichtungen, sich gängigen Antibiotika zu widersetzen. Plötzlich gab es Ausbrüche unter amerikanischen Footballspielern und anderen gesunden, jungen Menschen, die keine Klinik von innen gesehen hatten.

Wie aber war die Labradorhündin zu den Erregern gekommen? Durch eine Kette unglücklicher Zufälle. Ihr Besitzer musste wegen Leukämie längere Zeit stationär behandelt werden. Dabei steckte sich der 76-Jährige mit MRSA an, die bei ihm zu lästigen Hautinfektionen führten. Etwa zeitgleich wurde seine Hündin operiert. Sie hatte – nach Komplikationen – am Knie eine offene Wunde. Vermutlich nützten die Erreger diese Stelle als Eintrittspforte in den Körper des Haustiers.

Normalerweise werden die MRSA von Mensch zu Mensch übertragen – seltener von Mensch zu Tier. Ein anderes Beispiel dafür gab es im Zoo von San Diego. Dort erkrankte Anfang 2008 ein Elefantenbaby, das sich wahrscheinlich bei einem Pfleger infiziert hatte. Bei Haustieren stammen die MRSA meist von Menschen in ihrer Umgebung. Der Labrador hatte die fiesen Bakterien von seinem Herrchen bekommen. Das kostete die Hündin das Leben.

Transplantationen mit Folgen

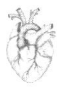

Nicht nur Krankheitskeime und Medikamentenwirkstoffe, sogar ganze Krankheiten und selbst vermeintlich feststehende Merkmale kann ein Mensch an den nächsten weitergeben. Für die Empfänger endet das manchmal tragisch.

Der verpflanzte Krebs

Eine neue Niere! Vermutlich war die Frau überglücklich, als sie im Mai 1998 das neue Organ erhielt. Eineinhalb Jahre später wendete sich das Blatt: Bei einer Mammografie wurde ein bösartiger Tumor in ihrer linken Brust entdeckt. Dann schmerzte ihre neue Niere und schwoll an.

Wie die Abklärungen ergaben, waren unter der Haut zwei Tochtergeschwülste eines schwarzen Hautkrebses (Melanom) gewachsen. Auch der Tumor in ihrer Brust stellte den Ableger eines Melanoms dar. Leider war die Patientin nicht zu retten. Im März 2000 starb sie an Metastasen. Den Tumor, von dem die Absiedlungen ausgegangen waren, konnten die Ärzte jedoch nicht finden.

Zwei Monate später konsultierte ein anderer Nierenempfänger die Mediziner. An seiner gut arbeitenden Spenderniere war eine Geschwulst gewachsen – die Metastase eines schwarzen Hautkrebses, wie eine Gewebeprobe bewies. Wieder suchten die Mediziner nach dem Tumor, von dem dieser Ableger ausgegangen war, wieder fanden sie nichts. Wie auch: Der Krebs war bereits 1982 entfernt worden – und zwar aus der Haut der Nierenspenderin, deren Nieren dem Mann und der bereits verstorbenen Frau verpflanzt worden waren.

Fünfzehn Jahre lang, bis zum Jahr 1997, wurde die spätere Organspenderin nachuntersucht. Nie fanden sich Anzeichen für ein erneutes Aufflackern von schwarzem Hautkrebs, geschweige denn für Metastasen. Im Jahr darauf starb die Frau – vermeintlich an einer Hirnblutung. Eine Autopsie wurde nicht durchgeführt. So blieb unbemerkt, dass die beiden Nieren, die sie gespendet hatte, Krebszellen enthielten.

Als die Ärzte erkannten, woher der schwarze Hautkrebs stammte, stoppten sie bei dem zweiten Organempfänger sofort die Medikamente, die seine Immunabwehr unterdrückten, und gaben ihm stattdessen das immunstimulierende Interferon. Sein Körper hatte dadurch größere Chancen, die Krebszellen anzugreifen. Die Konsequenz dieser Behandlung: Seine Spenderniere wurde abgestoßen. Darin fanden die Pathologen viele bereits untergegangene Melanomzellen. Der Patient musste daraufhin wieder regelmäßig zur Blutwäsche. Aber er überlebte.

Weltweit sind mehr als ein Dutzend Fälle bekannt, bei denen unwissentlich ein bösartiger Hautkrebs mit transplantiert wurde. Die Tumoren bei den Organspendern waren zwischen sechs Monaten und 16 Jahren vor ihrem Tod entfernt worden. Trotzdem bekamen von etwa 28 Organempfängern 23 Metastasen; zwölf dieser Patienten starben daran. Schätzungen zufolge wird bei 0,02 bis 0,2 Prozent der Organtransplantationen auch eine Krebserkrankung mitverpflanzt.

Einer 50-jährigen Nierenempfängerin in den USA wurde nicht der Krebs des Organspenders zum Verhängnis, sondern seine zu spät erkannte Tuberkulose. Sie starb im Jahr 2007, neun Wochen nach der Transplantation. Mit dem Organ hatte sie auch die Tuberkulose des Spenders bekommen.

Die Secondhandallergie

Ähnlich fatal wie Secondhandkrebs kann eine Allergie aus zweiter Hand sein. Das erlebte ein Mann in Australien.

Endlich war er wieder daheim. Wegen einer chronischen Leberentzündung mit -zirrhose und -tumor war dem 60-jährigen Mann eine Leber transplantiert worden. Er überstand eine akute Abstoßungsreaktion und durfte nach 24 Tagen nach Hause.

Am nächsten Tag war der Mann wieder in der Klinik. Wie früher gewohnt, hatte er Cashewkerne gegessen. Diesmal aber bekamen sie ihm nicht: Ihm wurde schwummrig, sein Gesicht lief rot an, seine Kehle war wie zugeschnürt, er musste sich übergeben und zur Toilette rasen – Grund war eine schwere Allergie. Der Mann erhielt Medikamente und blieb vorerst zur Beobachtung im Krankenhaus.

Derart gewarnt, achtete er künftig darauf, keine Nüsse zu essen. Trotzdem erwischte er rund acht Monate später versehentlich Erdnüsse. Wieder lief die allergische Reaktion ab, die er diesmal mit einer Adrenalin-Notfallspritze selbst beendete.

Schuld war die neue Leber. Der Spender des Organs, ein 15-jähriger Junge, war nach dem Genuss von erdnusshaltiger Satay-Sauce an den Folgen eines allergischen Schocks verstorben. Offenbar war mit dem Organ auch seine Allergie verpflanzt worden.

Damit hatte nun nicht nur der Empfänger des Organs ein neues Problem, sondern auch seine Ärzte. Sie mussten ausfindig machen, wer weitere Organe des Spenders erhalten hatte. Neben der Leber waren verschiedenen Kranken das Herz, eine Niere sowie die zweite Niere samt Bauchspeicheldrüse transplantiert worden.

Der Empfänger des Herzes konnte nicht mehr befragt werden; er war aufgrund von Komplikationen verstorben. Die anderen beiden Organempfänger wussten glücklicherweise nichts von einer Allergie gegen Erd- oder Cashewkerne. Allein der Leber-Empfänger reagierte neuerdings gereizt.

Für dieses Phänomen haben die Mediziner zwei mögliche Erklärungen. Vielleicht enthielt das transplantierte Organ noch viele, auf Nüsse »abgerichtete« Abwehrzellen oder Anti-Nuss-Antikörper. Diese Antikörper hätten sich an Zellen des Empfängers binden und so monatelang überleben können, vermuteten die Ärzte. Als der Patient dann mit Nüssen in Kontakt kam, lief die »normale« allergische Reaktion ab: Die mit transplantierten (Spender-)Antikörper hefteten sich an die allergieauslösenden Stoffe in den Nüssen, und die (Empfänger-)Zellen, an denen die Antikörper befestigt waren, schütteten Entzündungsstoffe aus.

Eine andere Erklärung wäre, dass mit der Leber auch darin befindliche, auf Nüsse »geeichte« Abwehrzellen und Blutstammzellen des Spenders transplantiert wurden, die sich im Körper des Empfängers ansiedelten oder dessen Abwehrzellen auf Nüsse »abrichteten«.

Das Mädchen mit den zwei Blutgruppen

Dass eine Übertragung von Blutstammzellen möglich ist und sogar positive Folgen nach sich ziehen kann, zeigte ein Mädchen in Australien. Bis zu ihrer Lebertransplantation hatte die damals neunjährige Demi-Lee Brennan die Blutgruppe Null negativ. Normalerweise bleibt die Blutgruppe eines Menschen zeit seines Lebens gleich. Nicht so bei Demi. Sie verblüffte ihre Ärzte neun Monate nach der Organverpflanzung mit einer medizinischen Sensation: Zusammen mit der Leber hatte sie auch die Blutgruppe des Spenders übernommen – Null positiv.

Blutbildende Zellen aus der Spenderleber siedelten sich im

Knochenmark des Mädchens an und verdrängten ihre eigenen Blutstammzellen fast vollständig. Begünstigt wurde das möglicherweise dadurch, dass der Infekt, der bei ihr zum Leberversagen geführt hatte, auch ihre blutbildenden Zellen beeinträchtigte. Dies könnte es den Spenderzellen erleichtert haben, sich anzusiedeln. Jedenfalls bestand damit keine Gefahr mehr, dass die Abwehrzellen, die ja nun denen des Spenders glichen, das fremde Organ abstoßen würden. Dank dieser »Secondhand«-Immunzellen konnte das Mädchen die Medikamente weglassen, die ansonsten die Immunabwehr unterdrückt hätten.

Für Demi war dies großes Glück im Unglück. Einen kleinen Nachteil hatte der medizinisch einmalige Fall für das Kind: Demi musste sich ein zweites Mal gegen Masern und Mumps impfen lassen. Denn der zwölfjährige Spender hatte keine Abwehrzellen im Blut, die schützende Antikörper gegen diese beiden Krankheiten produzierten. Im Vergleich dazu, was das Mädchen zuvor alles durchgemacht hatte, war die Impfung jedoch ein Klacks.

Farbverirrungen

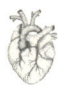

Manchmal ist das Leben trist. Doch schon mit geringem Aufwand bringt der einfallsreiche Patient Farbe in den grauen Alltag (auch in den seiner Ärzte!).

Stoff für blaue Stunden

Eine 18-Jährige sorgte kurz nach Weihnachten aufs Eindrücklichste für medizinisches Kolorit. Sie kam als Notfall aus der Provinz in eine kanadische Universitätsklinik. Dort klagte sie über Schnupfen, Husten und leichtes Fieber. Aber das war nicht, was die Ärzte alarmierte. Sorge machte ihnen, dass die junge Patientin am ganzen Körper blau angelaufen war – ein sicheres Zeichen für Sauerstoffmangel. Bereits in den 24 Stunden vor der Einweisung hatte ihre Familie die beunruhigende Verfärbung bemerkt.

Herzproblem? Lungenembolie? Unterkühlung? Schockzustand? Bei einer akut auftretenden Zyanose, wie die Blauverfärbung im Fachjargon heißt, schrillen die Alarmglocken. Denn das bedeutet, dass höchstens 85 Prozent des roten Blutfarbstoffs mit Sauerstoff gesättigt sind. Normal sind mindestens 95 Prozent.

Einen Hinweis auf die Ursache der Verfärbung gibt die Zunge: Ist sie rosig, aber der Rest des Körpers blau, liegt der Grund für die Zyanose in der vermehrten Sauerstoffausschöpfung im Gewebe (zum Beispiel wenn sich bei zu langem Baden in kaltem Wasser die Blutgefäße zusammenziehen). Sind Haut, Zehen, Fingernägel,

Lippen und die Zunge bläulich, kann das arterielle Blut zu wenig Sauerstoff aufnehmen (etwa wegen eines Herzfehlers).

Bei der 18-Jährigen in Kanada aber standen die Ärzte vor einem Rätsel: Ihre Sauerstoffsättigung war in Ordnung, ihre Haut war warm, und die Lungen sowie das Herz hörten sich völlig normal an.

Ganz ähnlich erging es Medizinern am Zürcher Universitätsspital. Exakt 95,8 Prozent betrug die Sauerstoffsättigung ihres Patienten, der wegen Rückenschmerzen tags zuvor in die Klinik gekommen war. Über Nacht lief der 76-Jährige blau an. Und zwei gründliche körperliche Untersuchungen konnten das nicht erklären.

Im wahrsten Sinn gelöst wurden die beiden mysteriösen Fälle mit Seife, respektive einem alkoholgetränkten Tupfer. Damit ließ sich die vermeintliche Zyanose einfach abwaschen. Bei der Kanadierin hatte die neue Bettwäsche abgefärbt, ein Weihnachtsgeschenk. Bei dem 76-Jährigen war es der noch ungewaschene Pyjama, den seine Frau ihm extra für den Spitalaufenthalt gekauft hatte.

Wer mehr auf Pink steht, kann sich an einer 32-Jährigen in England ein Beispiel nehmen. Sie sah plötzlich alles rosarot, denn die Farbpigmente ihres Lidschattens hatten ihre Kontaktlinsen gefärbt. Mit einem anderen Lidschatten nahm die Frau die Welt wieder wahr, wie sie wirklich ist.

Gelb ist die Fürsorge

Mit gelblicher Hautfarbe präsentierte sich eine Patientin in der Schweiz ihrem Arzt. Bauchspeicheldrüsenkrebs? Massiver Zerfall von roten Blutkörperchen? Oder womöglich eine Gelbsucht, wie die 35-Jährige selbst befürchtete? Der Arzt stand vor einer Vielzahl möglicher Diagnosen. Denn gelb verfärbt sich der Mensch nicht nur, wenn die Leber nicht richtig arbeitet. Das Problem kann vor, in oder hinter diesem Organ liegen.

Beim Abbau von roten Blutkörperchen – ihre Lebensdauer beträgt rund 120 Tage – entsteht Bilirubin, der gelbe Gallenfarbstoff. Dieser wird in der Leber in eine wasserlösliche Form verwandelt und über die Gallenblase in den Dünndarm ausgeschieden. Zerfallen nun plötzlich sehr viele rote Blutkörperchen, ist die Leber mit dem Ansturm überfordert. Dann lagert sich der gelbe Farbstoff in den Geweben ab. Der Patient erscheint blassgelb.

Ist hingegen der Abfluss des Farbstoffs über die Gallenwege behindert – beispielsweise wenn ein Gallenstein den Weg versperrt –, liegt das Problem hinter der Leber. Im Normalfall münden der Gallengang und der Gang der Bauchspeicheldrüse in eine gemeinsame Endstrecke. Verlegt zum Beispiel ein Bauchspeicheldrüsentumor diesen Teil des Gangs, staut sich die Gallenflüssigkeit zurück – der Patient wird grün-gelb und bekommt hellen Stuhlgang. Denn hier fehlt nun der Farbstoff, der sonst mit ausgeschieden wird.

Schwächelt dagegen die Leber, vielleicht weil sie durch eine lang dauernde Alkoholsucht geschädigt ist, ist der Patient rötlichgelb. Die Farbe rührt daher, dass Bilirubin in die Haut eingelagert wird.

Normal sind Bilirubinwerte von höchstens 1,2 (Milligramm pro Deziliter Blutserum). Ab Werten von 3 bis 4 färbt sich die Haut gelb. Zuvor jedoch macht sich ein Ikterus, wie die Gelbverfärbung medizinisch heißt, an den Augenbindehäuten bemerkbar. Bereits bei einem Bilirubinwert von 1,5 bis 2 erscheinen die Augen gelblich.

Die Bindehäute dieser Patientin waren weiß, ihre Handflächen und Fußsohlen dafür umso gelber. Abgesehen davon hatte sie keine Beschwerden. Was war der Grund für diese Verfärbung?

Es war die Fürsorge der Frau einem Meerschweinchen gegenüber. Jeden Tag kaute sie dem altersschwachen Tier ihrer Kinder die Gelben Rüben vor. Das zahnlose und fast blinde Meerschweinchen war dazu nicht mehr in der Lage. Beim Vorkauen verschluckte die Frau selbst ebenfalls immer etwas Karottensaft. Ihre »Gelbsucht« war ein sogenannter Pseudoikterus, wie er auch nach exzessivem Genuss von Aprikosen oder Orangen auftreten kann. Grund dafür ist nicht das Bilirubin, sondern der gelbe Naturfarbstoff Karotin. Die Therapie war simpel: Fortan pürierte die fürsorgliche Mutter die Gelben Rüben im Mixer.

Alles mit anderen Augen sehen

Für die Liebhaber grüner Farbe folgt nun eine Methode, die ein 25-Jähriger in Großbritannien unfreiwillig erfand. (Nicht zur Nachahmung empfohlen.) Innerhalb von acht Monaten wechselte seine Augenfarbe von Blau zu Grün, jedenfalls auf der linken Seite. Zudem wurde seine linke Pupille starr und weit.

Schuld daran war ein eisenhaltiges Einsprengsel auf der Iris. Es hatte die Augenhornhaut unbemerkt durchschlagen. Von dem Eisen lösten sich Rostpartikel ab, die von Fresszellen aufgenommen wurden und sich in der Iris ansammelten. Dadurch wechselte das ehemals blaue Auge die Farbe.

Den kleinen Fremdkörper konnten die Augenärzte zwar entfernen. Auch die Pupille reagierte daraufhin wieder normal. Die zwei unterschiedlich gefärbten Augen – rechts blau, links grün – blieben dem jungen Mann aber erhalten.

Eine Großmutter zum Fürchten

Wem das Leben noch nicht bunt genug ist, der studiert am besten den Fall einer 64-jährigen Oma. Die Großmutter sah erschreckend aus: blutunterlaufene Unterlider, eine lila-grün-gelb verfärbte Nasenwurzel und ein riesiger blauer Fleck auf der Stirn. Das waren die Folgen eines versehentlichen Schlags auf die Stirn, den ihr kleiner Enkel ihr verpasst hatte.

Für Blutungen aus nichtigem Anlass gibt es drei Hauptgründe: Entweder sind die Blutgefäße undicht, sodass Blut austreten kann. Das gibt meist winzige, flohstichartige Blutungen. Oder mit den Blutplättchen stimmt etwas nicht. Oder das Problem liegt bei den Gerinnungsfaktoren. Das ist typisch für großflächige Blutungen, wie die 64-Jährige sie hatte.

Die Gerinnungsfaktoren sind eine Reihe von Substanzen im Blut und im Gewebe, die bei Verletzungen freigesetzt werden. Sie sind außerordentlich wirksam: Die Menge an Faktor IIa beispielsweise, die in zehn Milliliter Blut enthalten ist, könnte binnen Sekunden das gesamte Blut eines Erwachsenen gerinnen lassen. Die Gerinnungsfaktoren wirken wie eine Kaskade: Einer aktiviert den nächsten. Am Ende ist die Blutung gestillt, und ein Pfropf aus Blutplättchen und Eiweißstoffen dichtet die verletzte Stelle ab.

Tatsächlich stimmte mit der Blutgerinnung bei der 64-Jährigen etwas nicht. Es dauerte viel zu lang, bis ihr Blut stockte. Und die Konzentration mehrerer Blutgerinnungsfaktoren war zu gering – für die Patientin eine ernsthafte Situation. Im schlimmsten Fall kann es unter solchen Umständen zu spontanen Blutungen kommen, etwa im Hirn.

Die Seniorin litt weder an einer ererbten Blutungsneigung, was ihren riesigen Bluterguss hätte erklären können, noch nahm sie blutverdünnende Medikamente. Und auch ihre Leber, wo fast alle Blutgerinnungsfaktoren gebildet werden, funktionierte.

Aber sie hatte vor sechs Wochen mit Mäusegift hantiert. Im Blut der Frau fanden sich noch Spuren davon. Das Mäusegift Difenacoum kann über die Haut aufgenommen werden und konkurriert in der Leber mit Vitamin K. Dieses ist zur Herstellung von vier Gerinnungsfaktoren nötig – und genau deren Gehalt im Blut der Patientin war zu niedrig. Als Therapie bekam sie deshalb Vitamin K.

Ähnliche Wirkstoffe wie Difenacoum werden zur medizinischen Blutverdünnung eingesetzt. Sie sind nach höchstens sieben Tagen zur Hälfte abgebaut. Bei Difenacoum beträgt diese sogenannte Halbwertszeit 28 Tage. Das erklärt die lange Wirkungsdauer des Mäusegifts bei der Großmutter.

Da ihre bereits gebildeten Gerinnungsfaktoren im Verlauf der sechs Wochen allmählich abgebaut wurden und der Nachschub an neuen wegen der Vergiftung fehlte, wirkte das Gift mit Verzögerung. Bei der Bekämpfung von Ratten und Mäusen ist das erwünscht. Die Tiere fressen das Gift und verbluten erst nach einiger Zeit. So erkennen ihre Artgenossen den tödlichen Stoff nicht. Einen Vorgeschmack davon hatte die Großmutter bekommen. Anders als die Mäuse kam sie aber mit dem Leben davon.

Auf die Dosis kommt es an

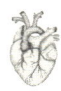

Wer seine Augen- und Hautfarbe ganz gut findet und dennoch dem Alltag hin und wieder entfliehen will, braucht manchmal nur das richtige Salatöl. Oder beim Dessert ein glückliches Händchen. In übertriebener Form sorgen auch bestimmte Vorlieben immer wieder für Überraschungen.

Salat und Brownies

Es hätte eine tolle Ferienaktion im schweizerischen Kanton Aargau werden sollen. Für ein paar Teilnehmer wurde sie noch toller als gedacht. Unter Anleitung von Erwachsenen hatten die Kinder gekocht. Dann luden sie ihre Eltern zum gemeinsamen Mittagessen ein. Rund 40 Personen ließen sich Teigwaren mit Schinken und Ei und den Salat schmecken.

Etwa eineinhalb Stunden später wurde einem 46-Jährigen schlecht. Er fühlte sich berauscht und hatte mitunter das Gefühl, weit weg zu sein und seine Umgebung nur verschwommen wahrzunehmen. Gefühlsstörungen an Armen und Beinen sowie Schwindel beunruhigten ihn ebenfalls. Eine 43-jährige Frau, die nach dem Essen noch ein paar Besorgungen mit dem Fahrrad gemacht hatte, wusste später nicht mehr, wie und auf welchem Weg sie zurückgekommen war. Eine 36-Jährige hörte die Stimmen anderer Personen verzerrt oder wie aus weiter Ferne.

Insgesamt vier Personen kamen im Lauf des Nachmittags zum Arzt oder ins Spital. Allen war übel, schwindlig und komisch zumute. Zunächst vermuteten die Ärzte eine Magen-Darm-Infektion und ließen Reste der Mahlzeit sicherstellen. Doch die richtige Diagnose war viel abgehobener: Das Salatdressing hatte die vier in andere Sphären gebracht.

Statt mit ordinärem Oliven- oder Sonnenblumenöl war die Salatsauce – in der Absicht, der Gesundheit etwas Gutes zu tun – mit Hanfsamenöl zubereitet worden. Was die kleinen Köche nicht wissen konnten: Das Öl enthielt 1500 Milligramm Tetrahydrocannabinol (THC) pro Kilogramm, das 30-Fache des in der Schweiz gültigen Grenzwerts. Vermutlich war ein Herstellungsfehler schuld daran, dass viel zu viel von dem berauschenden Wirkstoff des Hanfs ins Öl gelangt war. In einem Esslöffel Öl befanden sich etwa 20 Milligramm THC – genug für einen Cannabistrip. Dass keine Kinder betroffen waren, lag an ihrem »gesunden« Instinkt: Die meisten Kinder essen nicht gern Salat, schon gar nicht, wenn er ein bisschen komisch schmeckt wie in diesem Fall.

Der Cannabis-Hauptwirkstoff THC bindet sich an sogenannte Cannabinoidrezeptoren. Diese sind eigentlich als Andockstellen für im Körper produzierte cannabisähnliche Moleküle (Cannabinoide) gedacht. Das System dient als körpereigenes Belohnungssystem und weckt wohlige Gefühle. Die Cannabinoide bewahren die Hirnzellen zum Beispiel vor Überstimulation, sie schützen den Darm vor Entzündungen und machen Appetit.

Im Hirn kommen Cannabinoidrezeptoren in Regionen vor, die unter anderem Emotionen steuern und dafür sorgen, dass Furchterlebnisse mit der Zeit verblassen. Das erklärt die weithin bekannten Wirkungen von Joints: Entspannung, ein Gefühl von Leichtigkeit oder höhere Sensibilität gegenüber Musik und Licht sind gängige Beispiele.

Die Kehrseite, vor allem bei Überdosierung, sind Desorientiertheit und Angstgefühle. Das konnten am 7. April 2009 mehrere Lehrerinnen im Bezirk Los Angeles an sich selbst erfahren.

Am frühen Nachmittag bemerkte der Rektor einer Vorschule, dass eine der Lehrerinnen schlaftrunken dreinschaute. Sie klagte über Koordinationsstörungen, Kurzatmigkeit, Beklemmungen, außerdem ein taubes Gefühl und Prickeln im Gesicht sowie an Armen und Händen.

Die 33-Jährige war nicht die Einzige, der an diesem Tag in der Schule seltsam zumute war. Vier ihrer Kolleginnen wurden ebenfalls schläfrig. Ihnen war schwindlig, übel, einzelne Muskeln zuckten fein, ihr Herz klopfte stärker, oder sie bekamen Kopfschmerzen.

In bester Absicht hatte eine Lehrerin einem Straßenverkäufer mehrere Brownies abgekauft – zu einem guten Zweck, wie sie meinte. Der Verkäufer behauptete, dass er Geld für eine Kirche sammle. (Wie sich später herausstellte, wusste der entsprechende Pastor nichts von einer solchen Kollekte.) Zur allgemeinen Verfügung stellte die Frau die kleinen Kuchen auf einen Tisch im Pausenraum. Ihre großzügige Spende übertraf alle Erwartungen: Trotz eines eigenartigen Nachgeschmacks ließen sich fünf Lehrerinnen je ein Brownie schmecken – und waren für die nächsten Stunden der Welt entrückt. Denn das Gebäck enthielt Marihuana aus getrockneten Blättern und Blüten von Hanfpflanzen und damit ebenfalls THC.

Die Schüler der betroffenen Lehrerinnen hatten leider nichts von den gehaltvollen Brownies: Trotz der akuten Vergiftung waren alle fünf Pädagoginnen in der Lage, den Unterricht fortzusetzen.

K. o. durch Cola

Der Mensch muss nicht nur essen, sondern auch trinken. Wer mit Softdrinks und Tee seinen Durst stillt, kann seine Ärzte ganz schön ins Schwitzen bringen. Und sich selbst nahe an den Abgrund. Das zeigt der folgende Fall.

Eines Abends im März 2002 machte sich ein australischer Straußenfarmer auf, um im Outback Kängurus zu schießen. Kaum nach Hause zurückgekehrt, gaben die Muskeln des 44-Jährigen nach. Er schaffte es noch aus dem Bad, dann konnte er ohne fremde Hilfe nicht mehr stehen. Innerhalb der nächsten Stunde verschlimmerte sich seine Muskelschwäche derart, dass ihn die Ambulanz ins Krankenhaus bringen musste.

Dort eskalierte die Situation: Der Patient war binnen weniger Stunden zu schwach zum Luftholen, er musste intubiert und künstlich beatmet werden. Das EKG zeigte abnorme Herzstromkurven.

Den Grund für die plötzliche Erkrankung des bis dahin fitten Mannes fanden die Ärzte mit Labortests: Sein Kaliumspiegel war extrem niedrig. Anstatt 3,6 bis 5,0 Millimol Kalium pro Liter Blutserum, wie normal, hatte der Patient nur noch 1,4. Im Urin war die Konzentration des lebenswichtigen Elektrolyts dafür erhöht; er schied große Mengen davon aus.

Mit passenden Infusionen normalisierte sich sein Kaliumspiegel binnen eines Tages, der 44-Jährige konnte wieder selbst atmen und gewann rasch seine frühere Muskelkraft zurück. Aber warum hatte der Farmer dermaßen viel Kalium ausgeschieden? Er hatte keine Drogen intus. Und auch alle anderen Labortests ergaben keine plausible Erklärung.

Dann stellte sich heraus: Er hatte Cola getrunken, und zwar in rauen Mengen. Auf Nachfrage gab der Farmer an, an den meisten Tagen rund vier Liter davon zu trinken. Bis zu zehn Liter kippte er, wenn er nachts auf Kängurujagd ging. Der Softdrink hätte ihn fast das Leben gekostet.

Cola senkt den Kaliumspiegel auf drei Wegen. Es enthält unter anderem Zucker, fructosehaltigen Maissirup und Koffein. In einem Liter Coca-Cola sind beispielsweise knapp 110 Gramm Zucker. Dieser steigert die Urinausscheidung. Dabei wird auch Kalium ausgeschwemmt.

Große Mengen Fruchtzucker (Fructose) scheidet der Körper mit dem Stuhl aus. Das kann zu leichtem Durchfall führen, und dadurch verliert der Körper ebenfalls Kalium.

Das Koffein schließlich kann nicht nur die Urinausscheidung fördern, es kurbelt überdies ein Enzym in den Zellmembranen an. Dieses Enzym sorgt dafür, dass das Kalium in den Zellen bleibt und nicht ins Blut gelangt – so sinkt der Kaliumspiegel im Blut zusätzlich. Zehn Liter Cola enthalten ungefähr die gleiche Menge Koffein wie 12 bis 14 Tassen Espresso.

Die Ärzte rieten dem Mann, weniger Cola zu trinken. Denn bei Kaliummangel machen die Muskeln schlapp. Das gilt für Arme und Beine wie auch für die Atemmuskeln und den Herzmuskel – im schlimmsten Fall führt Kaliummangel zum Herzstillstand. Als drastische Folge von Cola-Konsum ist so etwas zwar noch nicht beschrieben worden. Es gibt jedoch Berichte über mögliche Zusammenhänge mit Nierenschäden, Fettlebern, Osteoporose, Karies oder Magenschleimhautentzündung.

Mindestens ein Gutes aber hat der Softdrink, jedenfalls aus medizinischer Sicht: Damit lassen sich unverdauliche Ansammlungen von Pflanzenfasern im Verdauungstrakt, die seltenen Phytobezoare, verkleinern oder auflösen. Von denen war an anderer Stelle die Rede.

Erregender Genuss

Die Probleme begannen im rechten Fuß. Muskelkrämpfe. Nach drei Wochen krampften auch die Muskeln im linken Fuß. Nach fünf Wochen erfassten die Krämpfe zusätzlich beide Hände und die rechte Wade. Manchmal konnte der 44-jährige Mann überdies ein feines Zucken seiner Muskeln unter der Haut beobachten. Hinzu kamen Gefühlsstörungen in allen Extremitäten und ein

Druckgefühl in den Augen. Er sehe verschwommen, berichtete der Patient dem Arzt.

Der untersuchte alles Mögliche: das Blut. Die Schilddrüse. Nieren. Leber. Nebennieren. Alles normal. Auch auf verschiedene Muskelkrankheiten testete er den Kranken – nichts. Nach fünf Monaten entschloss sich der Patient zu einem Experiment – und tatsächlich: Innerhalb einer Woche verschwanden alle seine Beschwerden. Dabei hatte er nur die Teesorte gewechselt.

Seit 25 Jahren trank er fast ausschließlich Tee, bis zu vier Liter am Tag. Ursprünglich bevorzugte er einfachen schwarzen Tee. Da ihm diese Gewohnheit in letzter Zeit aber etwas Magenschmerzen bereitet hatte, war er zu Earl Grey gewechselt. Die Teesorte, benannt nach dem ehemaligen britischen Premierminister Charles Grey, wird mit Bergamotte-Aroma und -Öl versetzt. Vermutlich bewahrte das aromatische Öl den Tee früher auf Schiffsüberfahrten davor, muffige Gerüche anzunehmen.

Mit dem Earl Grey führte sich der Teeliebhaber auch das im Bergamotte-Öl enthaltene Bergapten zu. Es kann (unter anderem) Kaliumkanäle in der Zellmembran der Nervenzellen blockieren. Diese Kanäle machen die Nervenzellen nach einem Impuls wieder erregbar. Werden sie blockiert, führt das zur Übererregbarkeit der Nerven und damit zur Muskelreizung. Die Nervenfaser kommt nicht mehr zur Ruhe.

Der Patient hingegen fand seinen Frieden wieder. Er experimentierte ein bisschen herum und entdeckte, dass er bis zu einem Liter Earl Grey täglich genießen konnte, ohne dass ihn wieder Krämpfe und Zuckungen plagten.

Alkohol ist bekanntlich schlecht für die Leber. Unmittelbar lebensgefährlich jedoch kann die Kombination von Alkohol mit Streicheleinheiten sein.

Bei einer 58-Jährigen ging alles furchtbar schnell und endete fatal. Sie brach in Zürich zusammen. Seit Tagen schon hatte sie sich schlapp gefühlt und wiederholt erbrochen. Nun wurde sie mit Atemnot auf die Notfallstation gebracht. Sie hatte über 40 Grad Fieber, ihr Blutdruck war zu niedrig, ihr Herz raste mit 140 Schlägen pro Minute, und sie klagte über Nackenschmerzen. Die Laborwerte deuteten auf einen bakteriellen Infekt hin.

Unverzüglich bekam die Kranke Antibiotika. Trotzdem wurde ihr Kreislauf immer instabiler. Die Ärzte gaben ihr hohe Dosen kreislaufstützender Medikamente. Ihre Lungen kamen mit dem Atmen nicht mehr nach. Sie wurde beatmet. Und rutschte ins Nierenversagen. Die Blutgerinnung geriet aus dem Lot.

Normalerweise halten sich blutverdünnende und gerinnungsfördernde Prozesse die Waage, sodass das Blut gut fließt und kleine Wunden dennoch schnell mit einem Gerinnsel abgedichtet werden. Der 58-Jährigen aber gerann sozusagen das Blut in den Adern. Ihre Gerinnungsfaktoren verbrauchten sich. So schnell konnten sie nicht nachgebildet werden. Die Ärzte gaben ihr Bluttransfusionen, Blutplättchen, versuchten den Kreislauf in Gang zu halten – vergebens. Nur 50 Stunden nach ihrer Einlieferung ins Spital verstarb die Patientin im Schock, überwältigt von Bakterien, die höchstens 2,5 Mikrometer groß sind.

Sie führten die Ärzte auf die Spur des Täters: eine Katze. Rund 90 Prozent der Katzen haben Pasteurella multocida in ihrem Mund. In drei von vier infizierten Wunden nach Katzenbissen sind diese Keime zu finden. Ihr Name leitet sich von den lateinischen Wörtern »multus« und »caedo« – vieltötend – ab und wird auch mit »Mörder vieler Spezies« übersetzt. Vertreter von Pasteurella multocida fanden sich im Blut der Patientin.

Die Ärzte entdeckten jedoch weder Bissspuren noch Kratzer auf ihrer Haut. Aber das war auch nicht nötig: Die Frau hatte eine Katze besessen. Und die Erreger können ebenso beim Schmusen oder Ablecken übertragen werden.

Riskanter ist die Infektion mit Pasteurella multocida für Menschen, die Immundefekte haben oder alkoholabhängig sind. Das war bei der 58-Jährigen der Fall. Lange Jahre hatte sie zu viel getrunken, was sich in ihren stark erhöhten Leberwerten und der zirrhotisch veränderten Leber widerspiegelte. Der Alkohol hatte dem Organ schwer zugesetzt.

Die Leber aber ist indirekt an der Immunabwehr beteiligt; sie produziert bestimmte Eiweißstoffe, die mit dem Immunsystem in Wechselwirkung stehen. Vermutlich war die Frau nicht nur ihrer Liebe zu Tieren erlegen, sondern auch jener zum Alkohol.

Vorsicht, Tiere!

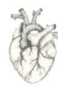

Tiere übertreffen den Menschen oft an Kraft, Schnelligkeit oder Sprunghöhe. Sie erkennen Schwangerschaften und Krankheiten, noch bevor Ärzte die Diagnose stellen. Leider machen sie auch Dinge, die ihnen nicht einmal ihre Halter zutrauen würden.

Das Torbogenphänomen

Die Unfallversicherung glaubte dem Mann nicht. Seine Geschichte klang zu haarsträubend. Er sei, behauptete der Landwirt, von einem seiner Jungbullen vergewaltigt worden. Unter Schmerzen sich windend, war er in ein niederbayerisches Krankenhaus gekommen. Tatsächlich hatte seine Hose hinten ein fetziges Loch. Das war aber noch das geringste Problem. Als weit schlimmer erwies sich, was die Ärzte bei der Untersuchung fanden: einen Riss im Endbereich des Darms.

Der rund eineinhalb Meter lange Dickdarm besteht aus vier Abschnitten: einem aufsteigenden Teil auf der rechten Bauchseite, dem quer unter der Bauchdecke verlaufenden sowie dem absteigenden Teil auf der linken Seite und schließlich einem Abschnitt, der ungefähr aussieht wie der griechische Buchstabe Sigma. An dessen Ende geht der Dickdarm in den geradewegs zum Ausgang führenden Enddarm über. Ungefähr am höchsten Punkt des Sigma war der Darm des Bullenzüchters verletzt. Das machte eine sofortige Operation nötig.

Danach sollte ein Gerichtsmediziner im Auftrag der Berufsgenossenschaft beurteilen, ob es sich wirklich um einen Arbeitsunfall handelte. In der medizinischen Fachliteratur wurden solche Darmverletzungen bis zu diesem Zeitpunkt nur bei Sodomisten beschrieben, die sich mit einem Esel oder einem Ziegenbock eingelassen hatten. Der Gutachter zweifelte deshalb an der Version des Bauern – bis er zu einer Nikolausfeier ging. Dort kam er zufällig neben einem Tierarzt zu sitzen und fragte diesen um Rat. Klarer Fall von Torbogenphänomen, erklärte der Veterinär dem verdutzten Arzt.

Bullen haben eine niedrige sexuelle Reizschwelle. Alles, was der Silhouette einer Kuh von hinten auch nur annähernd gleicht, wirkt wie ein optischer Schlüsselreiz auf die Tiere. Welche Farbe die Silhouette hat, ist den Bullen ziemlich egal. Die Form zählt. Was einem Torbogen ähnelt, wird besprungen. Besamungsstationen nutzen diesen Reflex, indem sie den Bullen halbrunde Attrappen zum Absamen anbieten. Als Mensch sollte man sich in Gegenwart eines Stiers deshalb besser nicht bücken – das männliche Tier könnte einen mit einer Kuh verwechseln.

Genau das aber hatte der Bauer getan. Er beugte sich ahnungslos über einen Trog, als ihn der Bulle mit den Vorderbeinen fixierte und aufsprang. Das Torbogenphänomen war dem Bullenzüchter zum Verhängnis geworden.

Von Samtpfoten misshandelt

Im Vergleich mit dem Bullenzüchter ging es bei einer Seniorin in Großbritannien wesentlich sanfter zu. Der Täter kann sich wunderbar weich anfühlen. Und trotzdem heftig zuschlagen.

Die Beine der 73-Jährigen sahen aus, als wäre sie misshandelt worden. Über ihre Oberschenkel, die Knie und die beiden Unterschenkel verteilt hatte die Frau tiefe Kratzer und punktförmige

Wunden. Manche waren frisch verkrustet, andere schon etwas älter. Hätte die Seniorin erzählt, sie sei mit kleinen Reisig-Ästchen ausgepeitscht worden, man hätte ihr geglaubt.

Doch die Frau wusste gar nichts von ihren übel zugerichteten Beinen. Denn sie war zuckerkrank. Durch die langjährige Überzuckerung litt sie an typischen Komplikationen dieser Erkrankung. Mit zunehmender Dauer eines schlecht eingestellten Diabetes erhöht sich das Risiko für Spätfolgen. Dazu zählen Schäden an den Nieren, an großen und kleinen Arterien, an den Augen sowie an den Nerven. Zwei dieser Spätkomplikationen – und ihre tierische Mitbewohnerin – waren schuld daran, dass die Beine der Seniorin so schlimm aussahen.

Zum einen ihre diabetischen Nervenschäden. Kribbeln, Taubheitsgefühl, fehlende Temperaturwahrnehmung, manchmal auch brennende Schmerzen sind die typischen Symptome an den Beinen. Viele Betroffene spüren Schmerzen kaum noch. Ein spitzes Steinchen im Schuh kann deshalb ihren Fuß verletzen, ohne dass sie es merken.

Ursache für diese Nervenschäden ist der erhöhte Zuckerspiegel. Er führt auf Dauer zu Veränderungen an Eiweißstoffen im Blut und im Gewebe. Der überschüssige Zucker, die Glucose, heftet sich an verschiedenste Moleküle im Körper, was deren Funktion stört. Außerdem entstehen dabei schädliche Abbauprodukte, und es werden Reparaturvorgänge blockiert. Das wirkt sich nicht nur auf die Nerven selbst aus, sondern schädigt überdies die Blutgefäße, welche die Nerven mit Sauerstoff und Nährstoffen versorgen.

Zum andern bemerkte die Patientin ihre Wunden nicht, weil sie an diabetischer Retinopathie litt, einer Erkrankung der Netzhaut (Retina) im Auge. Der erhöhte Blutzucker schadet den Blutgefäßen im ganzen Körper, auch denen im Sehorgan. Es kommt zu Netzhautschäden, Blutungen in die Netzhaut und in den Glaskörper, neue Blutgefäße sprießen aus, wo keine sein sollten, die Netzhaut kann sich teilweise ablösen. Am Ende sieht der Betroffene nur noch schlecht oder erblindet. Deshalb konnte die Frau die Verletzungen weder spüren noch sehen.

Die Übeltäterin war ihre Katze, die sich so gern auf dem Schoß der 73-Jährigen tummelte. Viele Stunden brachte der Stubentiger dort zu und spielte dabei auch mit den Beinen der alten Dame. Ohne ihren Diabetes hätte sie das brutale Spiel wohl kaum genießen können und stattdessen vor Schmerzen aufgeschrien.

Tatort Wohnung

Häufig sind es nicht die großen Tiere, die dem Menschen Gesundheitsprobleme bereiten, sondern die winzigen: Flöhe, Läuse, Krätzemilben. Nur sind sie nicht immer leicht zu finden. In komplizierten Fällen kann ein einziger Hausbesuch langwierige und teure Diagnostik ersparen.

Der 60-Jährige war müde, müde, müde. Kein Wunder: Er litt an Blutarmut und hatte einen viel zu niedrigen Hämoglobinwert. Dieser eisenhaltige rote Blutfarbstoff ist für den Sauerstofftransport im Blut zuständig. Mangelt es daran, leiden Konzentration und Leistung. Normal sind bei Männern etwa 13,5 bis 17,5 Milligramm (pro Deziliter Blut). Bei diesem Patienten aber lag der Wert bei 8. Zudem war er abhängig von Drogen, depressiv und zuckerkrank. An den Armen sowie der Kopfhaut hatte er viele gerötete und aufgekratzte Papeln und Quaddeln.

Gründe für eine Blutarmut oder Anämie gibt es reichlich. Entweder bildet der Körper nicht genügend Blut, zum Beispiel weil der Mensch zu wenig Eisen aufnimmt. Spuren des Metalls sind nämlich zur Produktion des roten Blutfarbstoffs nötig. Oder der Körper verliert irgendwo Blut. Das kann bei Frauen mit sehr starker Monatsblutung der Fall sein. Zerfallen abnorm viele rote Blutkörperchen, etwa im Rahmen von manchen Infektionen, führt dies ebenfalls zur Anämie. Auch verschiedene Krankheiten können mit Blutarmut einhergehen, dazu zählen Nierenerkrankungen oder Krebs.

Der 60-jährige Patient hatte zu wenig Eisen gespeichert, ergab der Labortest. Das war nicht verwunderlich, denn seine Ernährung ließ zu wünschen übrig. Wenn er Crack genommen hatte, ließ er oft Mahlzeiten aus. Diese Droge enthält Kokain und putscht auf.

Ein Eisenpräparat, Vitamin B_{12} und Folsäure – allesamt für die Blutbildung nötig – sollten seine Blutarmut beheben. Doch das half nichts. Vier Wochen später war der Patient extrem blass und sein Hämoglobinwert auf 5,7 gesunken. (Gut sichtbar ist eine solche Blutarmut übrigens an den Schleimhäuten, zum Beispiel an den Innenseiten der unteren Augenlider.)

Nun kam der Mann in die Klinik, wo die Ärzte mit dem Endoskop nach Blutungen im Magen oder im Darm suchten. Sie fanden nichts dergleichen. Trotz mehrerer Bluttransfusionen besserte sich der Zustand des Kranken nicht. Ein Computertomogramm des Bauchs brachte auch keine neuen Erkenntnisse.

Schließlich besuchte der Hausarzt den Patienten in seiner Wohnung. Und staunte. Dutzende von Bettwanzen krabbelten an den Wänden, Tausende lebten in der Bettmatratze und im Bettzeug, einige krochen auf dem Patienten selbst herum. Vermutlich hatte seine Drogensucht dazu geführt, dass dem 60-Jährigen dieser Zustand gleichgültig geworden war.

Es gibt 91 verschiedene Arten von Bettwanzen. Zwei davon stürzen sich bevorzugt auf den Menschen. Nachdem sie zugebissen und sich mit Blut gesättigt haben, können sie bis zu 50 Prozent länger und doppelt so schwer sein wie vor der Mahlzeit. Sie kommen aber auch bis zu einem Jahr ohne Nahrung aus. Normalerweise verstecken sich diese Parasiten in der Nähe ihrer Opfer in Möbeln, Kleidungsstücken oder anderen Gegenständen und krabbeln nur bei Dunkelheit heraus. Bei massivem Befall, wie bei dem 60-jährigen Mann, zeigen sich die Insekten auch tagsüber.

Die Bettwanzen hatten dem Patienten das Blut abgezapft, vermutete der Hausarzt. Damit lag er wohl richtig. Nachdem ein Kammerjäger die Wohnung des Mannes gesäubert hatte, war die Blutarmut passé.

So ein Käse

Manche Parasiten gehen besonders raffiniert vor, um ihrem Wirt zu schaden. Das konnte ein Mann in den USA bestätigen.

Mehr als sechs Kilogramm Gewicht hatte der 44-Jährige innerhalb kurzer Zeit verloren. Mit dem Schlaf haperte es ebenfalls. Wegen Verdauungsproblemen suchte er schließlich eine Klinik auf. In einer Stuhlprobe brachte er acht »Würmer« mit, jeweils drei bis fünf Millimeter lang. Die Episode erinnerte den Patienten an heftige Bauchkoliken, die ihn sieben Jahre zuvor geplagt hatten. Damals hatte er – nebst blutigem und schleimigem Durchfall – ebenso kleine weiße und wurmartige Gebilde im Stuhl gesehen.

Unter dem Mikroskop entpuppten sich seine Würmer als Insekten mit Chitin-Härchen. Eine Entomologin identifizierte sie: Es waren Larven der Käsefliege. Mit dem Essen mussten magensäureresistente Eier oder Larven in den Darm des Patienten gelangt sein. Dort versuchten die Larven nun, sich mit ihren kräftigen Mundwerkzeugen durch die Darmwand zu bohren. Das verursacht Blutungen und tut weh.

Der 44-Jährige war jedoch der falsche Wirt für die Käsefliegenlarven (die übrigens auch schon in einer menschlichen Nase gefunden wurden). Normalerweise legen die bronzefarbenen oder schwarzen Zweiflügler ihre Eier auf Schinken, Fleisch oder Käse ab – Hautsache proteinreich und nicht zu feucht.

Die aus den Eiern schlüpfenden Larven fressen winzige Löcher in die Lebensmittel, denen von außen nichts anzusehen ist. Deshalb sind die Fliegen in Molkereien und Käsereien gefürchtet – außer bei manchen korsischen und sardischen Schafskäsern. Deren Spezialität lebt nämlich von den Käsefliegen, im wahrsten Sinn. Ursprünglich war der Casu marzu wohl das Ergebnis heißer Sommer und schlecht isolierter Keller. Dann wurde ein Kult daraus, den von Maden regelrecht durchsiebten Käse zu essen.

Das Gleiche wie beim Käse tut die Fliegenart übrigens an verwesenden Leichen. Das macht sie einerseits ökologisch wichtig und andererseits interessant für Kriminalermittler.

Finden sich Vertreter von Piophila casei, der käseliebenden Fliege, auf einer Leiche, liefert dies einen Hinweis auf deren Liegezeit. Nach etwa drei Monaten strömen Tote hierzulande einen käsigen Geruch aus. Erst dann beginnen Käsefliegen, sie anzufliegen und Eier abzulegen. Ziehen die forensischen Entomologen noch die Entwicklungszeit der Larven und Puppen in Betracht, können sie den Zeitpunkt des Todes abschätzen.

So weit war es bei dem 44-Jährigen glücklicherweise nicht. Er schien nach rund einer Woche im Krankenhaus genesen. Doch das war nur von kurzer Dauer. Einige Tage nach der Entlassung schickte er den Ärzten eine Stuhlprobe. Darin: kleine weiße »Würmer«. Die Behandlung bestand diesmal nur in einem guten Rat: Er möge seine Speisen doch bitte vor Käsefliegen abschirmen, empfahl ihm sein Arzt.

Unfälle und Verletzungen

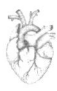

Der Mensch ist des Menschen Wolf, sagt ein berühmtes Zitat. Doch nicht nur böse Zeitgenossen gehen dem Nichtsahnenden ans Leder, man kann sich auch selbst schwer schaden. Und selbst Mikroben nützen ihre Chance – wo immer sie sich auftut.

Rätselhafte Nadeln

Verkehrsunfall. Die 27-Jährige war mit dem Fahrrad unterwegs, als ein Lastwagen sie anfuhr. Kopfüber stürzte sie in den Abfallhaufen einer Bekleidungsfabrik und blieb bewusstlos liegen. Erst auf dem Weg ins Krankenhaus kam die Frau wieder zu sich. Sie hatte eine größere Verletzung am Kopf, der Schädelknochen lag an einer Stelle bloß, schien aber intakt.

Wie es sich gehört, wurde die Verletzte geröntgt: Ihr erster Halswirbel, der Atlas, war gebrochen. Glücklicherweise hatte die Patientin keine Verletzung des Rückenmarks davongetragen. Ihre Verletzungen waren schlimm, aber nicht ungewöhnlich. Überraschend dagegen die Nadeln, die auf den Röntgenbildern zu sehen waren: Eine abgebrochene Nadelspitze steckte im Knochenmark des siebten Wirbelkörpers, zwei weitere im Kopf der Patientin.

Die Nadeln waren beim Unfall in den Kopf getrieben worden. Das schien für den Ehemann der Verunglückten klar. Erstens konnten in dem Abfallhaufen Stoffreste mit Nähnadeln gewesen sein. Zweitens hatte seine Frau nie irgendwelche Symptome gehabt, die auf Nadeln im Hirn hingedeutet hätten.

Der hinzugezogene Rechtsmediziner kam zu einem anderen Ergebnis. Nähnadeln könnten kaum durch den Schädelknochen eines Erwachsenen geschoben werden, hielt er dagegen. Auch sei auf den CT-Bildern keine Blutung im Hirn erkennbar. Mehr als unwahrscheinlich also, dass die Nadeln bei dem Unfall in den Körper gelangt waren. Außerdem, schloss der Gutachter, weise die Haut über dem Wirbelkörper keine frische Stichverletzung auf.

Der wahre Grund, weshalb die Nadeln im Körper der Frau steckten, war ein trauriger: Jemand hatte sie umbringen wollen. Die 27-jährige Frau, selbst Mutter einer fünfjährigen Tochter, war als Baby Opfer eines Tötungsversuchs geworden. Sie war das jüngste von vier Geschwistern.

Säuglinge haben sechs sogenannte Fontanellen. In diesen Bereichen ist das Hirn anfangs nur von Bindegewebe und Haut bedeckt. Die Fontanellen dienen bei der Geburt, wenn das Köpfchen durch den engen Geburtskanal muss, als Knautschzone. Im Lauf der ersten Lebensjahre wachsen die Schädelknochenplatten aufeinander zu und verschmelzen schließlich. Dann sind die Fontanellen geschlossen.

Nadeln ins Hirn des Säuglings zu schieben ist eine seit Langem bekannte Tötungsmethode. Unter der großen Fontanelle verläuft ein Blutgefäß; der Puls lässt sich dort gut tasten. Verletzt eine Nadel die Ader, kann das Kind an einer Hirnblutung sterben. Aber auch tödliche Hirninfektionen durch Keime an den Nadeln oder Krampfanfälle können die unmittelbare Folge sein.

Bei der Verunglückten steckte die 5,3 Zentimeter lange Nadel im Kopf dort, wo sich bei Säuglingen die vordere rautenförmige Fontanelle befindet; die hintere Nadel war im Bereich der Scheitelnaht eingetrieben worden. Wäre das bösartige Vorhaben gelungen, wäre das Kind gestorben. Die Patientin aber hatte Glück. Im besten Fall passiert nämlich gar nichts – das Hirn bettet die Metallkörper einfach ein.

Manche solcher Delikte kommen erst Jahre oder Jahrzehnte später zufällig ans Tageslicht – beim Röntgen oder weil der Betreffende an Kopfschmerzen oder Epilepsie leidet und deswegen untersucht wird. Wie viele Opfer unwissentlich Nadeln mit ins Grab nehmen, darüber lässt sich nur spekulieren. Aber womöglich ist das immer noch besser, als zu erfahren, dass Mutter, Vater, Bruder oder Tante einen umbringen wollten.

Gefahr im Rücken

Im Fall des 60-jährigen Anglers war die Ursache seiner Beschwerden offenkundig – für alle außer ihm selbst.

Es wollte ihm einfach nicht gelingen, den Rucksack zu schultern. Schließlich schaffte er es doch. Der Angler packte seine zwei gefangenen Fische und sein Angelzeug und lief die 1,6 Kilometer nach Hause. Was der 60-Jährige an diesem Septemberabend des Jahres 1972 am Rhein bei Laufenburg erlebt hatte, war dubios: Ein junger Mann hatte ihn angesprochen und in ein Gespräch über Belanglosigkeiten verwickelt – und ihm dann unvermittelt von hinten einen Stoß versetzt und ihn ins Wasser geschubst. Dann hatte sich der Fremde in ein Maisfeld davongemacht. Der Angler zog sich am steilen Ufer wieder hinauf. Er fühlte sich unwohl und schwach, aber es war nicht so schlimm, dass er das Spital, das auf seinem Heimweg lag, aufgesucht hätte.

Zu Hause fiel der Frau des Anglers sofort der Grund für seine rasch zunehmende Schwäche auf. Sie machte ihren Mann darauf aufmerksam, dass ihm ein großes Messer im Rücken stecke. Der Angler hatte die heimtückische Messerattacke des Fremden nur als heftigen Stoß wahrgenommen. So erinnerte sich einer der herbeigerufenen Polizisten an den Vorfall. Laut dem Fachblatt *Kriminalistik* bemerkte der Angler das insgesamt 31,5 Zentimeter lange Tranchiermesser selbst (wäre er aber mit diesem Wissen am Krankenhaus vorbeispaziert?).

Die Polizei brachte den Mann umgehend in die Klinik. Mittlerweile befand er sich in akuter Lebensgefahr. Schnell wurde das Opfer fotografiert, dann erfolgreich operiert. Schicht um Schicht legten die Chirurgen – bei noch steckendem Messer – frei. Die Klinge hatte die elfte Rippe, das Zwerchfell, die rechte Lunge und die Leber verletzt.

Hätte ein hilfsbereiter Mensch das Messer einfach herausgezogen, wäre der Mann womöglich gestorben. Denn dabei kann es zu schweren Blutungen kommen, oder es können neue Verletzungen entstehen. Fremdkörper dieser Art sollten deshalb möglichst erst im Operationssaal entfernt werden.

Der Täter wurde übrigens 24 Stunden nach der Tat gefasst. Es handelte sich um einen 17-jährigen Ausreißer, dem das Geld ausgegangen war. Er wollte den Angler berauben. Als Quittung dafür kassierte er fünf Jahre Jugendhaft.

Die Wanderkugel

Ein Tranchiermesser im Rücken ist leicht zu entdecken, verglichen mit der Kugel im Rücken eines 22-jährigen Kanadiers.

Er habe zwei Schüsse in den Rücken bekommen, berichtete der Mann auf einer Notaufnahme in Toronto. Aber die Ärzte fanden nur ein Geschoss. Der Patient wies am Rücken zwar zwei Wunden unterhalb der zwölften Rippe auf, vier Finger breit seitlich der Wirbelsäule. Im Rückenmuskel rechts steckte jedoch nur eine Kugel.

Von der angeblichen zweiten fehlte jede Spur. Weder auf Röntgenbildern noch auf computertomografischen Aufnahmen von Brustkorb, Bauch und Becken war ein weiteres Geschoss zu sehen. Die Bilder zeigten lediglich einen geschwollenen rechten Lendenmuskel und ganz wenig Flüssigkeit um eine Stelle an der großen Bauchvene. Der zweite Schuss müsse ein Streifschuss gewesen sein, befanden die Ärzte darum – bis sie auf den Aufnahmen des linken Oberschenkels ein zweites Projektil entdeckten.

Mittlerweile klagte der Patient über Oberbauchschmerzen, die sich allmählich in den linken, unteren Brustkorb verlagerten. Nun zeigten erneute Röntgenbilder einen Fremdkörper im Brustkorb. Ein zweites CT half, diesen genau zu lokalisieren: In der rechten Herzkammer lag eine Kugel. Dafür war das Geschoss, das vorher im linken Oberschenkel zu sehen gewesen war, verschwunden.

Vermutlich hatte das Projektil den Rückenmuskel des Mannes durchquert und war dann in die große Bauchvene eingedrungen. Dort fiel es zunächst nach unten, in die Oberschenkelvene. Schließlich wurde es mit dem Blutstrom ins Herz gespült. So rekonstruierten die Ärzte das Geschehen nachträglich anhand der diversen Röntgenaufnahmen.

Das Glück des Patienten war, dass er kräftige Lendenmuskeln hatte, mutmaßten sie. Seine Muskeln pufferten einen Teil der Wucht des Geschosses ab. Andernfalls hätte das Projektil die große Körpervene vermutlich durchschlagen, und es wäre zu einer lebensgefährlichen Blutung in den Bauch gekommen.

Herzchirurgen öffneten das Organ und holten das Geschoss heraus, worauf der Patient genas. Am siebten Tag nach dem Eingriff konnte er wieder heimgehen.

Ins Herz geschlossen

Eine handfeste Erinnerung an schwere Zeiten trug ein Patient fast ein halbes Jahrhundert lang mit sich herum, ohne es zu ahnen. Der

68-jährige Mann wurde unversehens mit der Vergangenheit konfrontiert, als er sich wegen Herzrhythmusstörungen untersuchen ließ.

Im Zweiten Weltkrieg hatte er an der russischen Front gekämpft und war dabei fünfmal verwundet worden. Beim letzten Mal verletzte eine Kugel seinen Hals. Die Wunde verheilte, die Kugel blieb verschollen.

Wo sie steckte, zeigte schließlich ein Röntgenbild, das im Jahr 1992 – 48 Jahre nach dem Schuss – gemacht wurde: Das Geschoss lag in der rechten Herzkammer. Vermutlich war es ursprünglich in eine Halsvene geraten und mit dem Blutstrom ins Herz gespült worden. Nachdem die Kugel so viele Jahre dort gelegen hatte, ohne Beschwerden zu verursachen, beschlossen die Ärzte, sie an Ort und Stelle zu belassen. Der Patient bekam einen Herzschrittmacher wegen seiner Herzrhythmusstörungen, und damit war die Sache erledigt.

Eine unscheinbare Wunde

Die kleinen Schrammen, die man im Alltag davonträgt, sind meist gar nicht der Rede wert. Doch manchmal kann gerade eine unscheinbare Wunde einen Menschen fast umbringen.

Seit einem Tag konnte der 14-Jährige nicht mehr richtig sehen. Sein linkes oberes Augenlid hing schlaff herab, sein Mund war extrem trocken, er hatte Kopfweh und Gefühlsstörungen am ganzen Körper. Deshalb kam er in die Kinderklinik an der Berliner Charité. Die Ärzte hielten eine Entzündung des Gehirns und der Hirnhäute für möglich und gaben ihm Antibiotika.

Trotzdem verschlechterte sich sein Zustand rapide. Am nächsten Tag konnte der Junge weder richtig sprechen noch schlucken. Seine Beine waren gelähmt. Mal atmete er zu schnell, dann wieder zu wenig. Der Teenager verlor die Kontrolle über seinen Körper. Und er hatte Angst.

Wegen des trockenen Mundes und Lähmungserscheinungen zogen die Ärzte eine Vergiftung mit Botulinumbakterien in Betracht. Jetzt mussten Mäuse her.

Um einen Verdacht auf Botulismus zu bestätigen, werden im Labor Mäuse geopfert. Nur so lässt sich das Gift zweifelsfrei nachweisen. Denn andere Tests sind bei Wirkmengen im Picogramm-Bereich, wie sie beim Botulismus vorkommen, nicht verlässlich genug.

Beim Mäusetest bekommt ein Teil der Nager je einen Milliliter Blutserum des Erkrankten gespritzt. Ein anderer Teil der Mäuse erhält eine Spritze mit Blutserum und zusätzlich eine Spritze mit Antikörpern gegen Botulinumgifte. Diese Antikörper neutralisieren das Gift. Steckt eine Botox-Vergiftung dahinter, bleiben die Mäuse mit den passenden Antikörpern am Leben. Tiere, die nur das gifthaltige Blutserum bekommen, erkranken hingegen schwer oder sterben.

Die Versuchstiere, denen das Serum des Teenagers gespritzt wurde, starben. Jene, die gleichzeitig eine Antikörpermischung gegen Botulinumgifte erhalten hatten, überlebten. Damit schien die Diagnose klar: Botulismus.

Doch sie war falsch. Das merkten die Mediziner am nächsten Tag, als der Teenager keine schlaffen Lähmungen mehr hatte, sondern hart gespannte Muskeln an Armen und Beinen und ein unnatürliches Grinsen im Gesicht – Risus sardonicus. Damit gab sich seine wahre Krankheit zu erkennen: Der 14-Jährige litt an Wundstarrkrampf. Diese lebensgefährliche Krankheit wird durch das Gift von Tetanusbakterien verursacht. Vermutlich waren die Erreger über eine nur noch millimetergroße abheilende Wunde am linken

Knie in den Körper des Knaben gelangt. Dort hatte er sich eine gute Woche zuvor auf einem rauen Holzfußboden aufgeschürft.

Die Erkrankung warf zwei Fragen auf: Wie kam der Junge zu dieser Infektion? Immerhin war er korrekt gegen Tetanus geimpft und hätte geschützt sein sollen. In sehr seltenen Fällen jedoch versagt die Impfung. Entweder weil die von den Bakterien produzierte Giftmenge den Körper überfordert. Oder weil der Körper zu wenige funktionsfähige Antikörper hervorbringt. Im Fall des 14-Jährigen fanden die Ärzte keinen Hinweis auf einen Immundefekt. Warum er trotz Impfung erkrankte, blieb offen.

Und weshalb lieferte der Mäusetest ein falsches Ergebnis? Tetanusgift wird nur von Tetanus-Antikörpern neutralisiert. Trotzdem überlebten die Nager, die Botulinum-Antikörper gespritzt bekamen. Aber: Der Antikörpermix gegen die Botulinumgifte wird aus dem Blut von Pferden gewonnen. Sie werden routinemäßig gegen Tetanus geimpft und bilden deshalb entsprechende Antikörper.

Unwissentlich wurden den Versuchsmäusen also Tetanus-Antikörper mitverabreicht – und das rettete ihnen das Leben. Als die Nager probehalber Patientenserum und Botulinum-Antikörper von (nicht gegen Tetanus geimpften) Kaninchen bekamen, erkrankten sie an schweren Lähmungen oder starben.

Für den jungen Patienten ging die lebensgefährliche Erkrankung gut aus. Mit der richtigen Behandlung besserten sich die schmerzhaften Krampfanfälle nach etwa einer Woche. Rund eine weitere Woche später konnte er wieder allein sitzen, etwa sechs Wochen nach Beginn der Infektion auch wieder laufen. Und ein halbes Jahr später war ihm nichts mehr anzumerken.

Kaugummi mit Nebenwirkungen

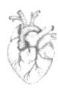

Über die gesundheitsfördernde Wirkung von Kaugummi ist manches bekannt. Zahnärzte singen ein Loblied auf die klebrige Masse, wenn es sich um zuckerfreie Erzeugnisse handelt. Im Folgenden geht es um unorthodoxe Einsatzmöglichkeiten und unerwünschte Nebeneffekte.

Jesus leistet Erste Hilfe

Die Lage war verzweifelt. Einer 55-jährigen Bewohnerin der Salomonen-Insel New Georgia war eine Kokosnuss auf den Kopf gefallen. Nun lag die Frau in tiefer Bewusstlosigkeit auf einem Holztisch in einer Hütte. Eine massive Blutung unter dem Schädelknochen quetschte ihr Gehirn zusammen. Lange würde sie diesen Zustand nicht überleben.

Der aus rund 400 Meilen Entfernung eingeflogene Chirurg öffnete den Schädel und entfernte den Bluterguss. Mit Erfolg: Die Patientin erwachte, versuchte, vom Tisch herunterzukommen, und schlug sich – »Lobet den Herrn« rufend – den Kopf an der Lampe an. Daraufhin sprudelte wie wild Blut aus einer bis dahin still daliegenden Hirnhautarterie.

Der Chirurg hatte keine Chance: Die Lampe flackerte, und vor lauter Blut sah er weder das Blutgefäß, noch konnte er es fassen. Die Arterie hatte sich zusammengezogen und war durch das natürliche Loch in der Schädelbasis, durch das sie normalerweise von unten ins Hirn tritt, weggeflutscht.

Unter anderen Umständen wäre dies wohl das Ende der Frau gewesen. Doch der Herr stand ihr bei. Bei der Operation assistierte ein Krankenpfleger namens Jesus, und er kaute Kaugummi. Geistesgegenwärtig verlangte der Chirurg danach und stopfte die von Jesus gekaute Masse in die Lücke im Schädelboden, in der die Arterie verschwunden war. Die Blutung kam zum Stillstand. Dann bekam die Patientin sicherheitshalber noch Antibiotika – und genas. Bis auf eine leichte Schwäche ihrer rechten Hand blieb die mit Kaugummi gestoppte Hirnblutung folgenlos. So wirkte ein kleiner Kaugummi in einem Operationshüttchen auf den Salomonen Wunder.

Die Frau, die sich dünn kaute

Im Westen dagegen stehen manche Ärzte der weichen Kaumasse mit Vorbehalten gegenüber. Das hat mehrere Gründe. Einen davon bekam eine Frau in Deutschland zu spüren.

Keine 41 Kilogramm wog die 21-Jährige mehr, als sie sich hilfesuchend an die Spezialisten wandte. In den letzten acht Monaten hatte sie elf Kilogramm Gewicht verloren. Vier- bis zwölfmal täglich musste sie aufs Klo, sie litt an Durchfällen und diffusen Bauchschmerzen. Fast zwei Kilogramm Kot produzierte die junge Frau pro Tag (normal sind weniger als 250 Gramm).

Magenspiegelung, Gewebeprobe aus dem Dünndarm, Ultraschall des Bauchs, Dickdarmspiegelung, Labortests auf Getreideunverträglichkeit, Suche nach bakteriellen Erregern und Computertomogramm: Trotz dieser Latte an Untersuchungen blieb ihre Krankheit ein Mysterium. Bei der Analyse des Kots aber fiel den Ärzten die »osmotische Lücke« auf. Das bedeutet, dass im Stuhl – neben Natrium- und Kaliumsalzen, die natürlicherweise mit ausgeschieden werden – offenbar weitere Stoffe vorhanden waren, die

Wasser durch die Darmwand anziehen. Vergleichbar ist dies einem Häufchen Salz, das man in feuchter Umgebung liegen lässt. Es zieht Wasser aus der Luft an.

Genau das Gleiche machen die Salze im Stuhl. Sie ziehen Wasser aus dem Gewebe an. Dadurch verdünnt sich ihre Konzentration im Darm. Der Gehalt aller »osmotisch aktiven« Teilchen einer Lösung wird als Osmolalität bezeichnet. Dieser Wert lässt sich mithilfe einer Formel berechnen, wenn man die Konzentration an Natrium und Kalium im Kot kennt (denn diese beiden Salze sind für den größten Teil der Osmolalität verantwortlich). Liegt nun der gemessene Wert deutlich höher als der errechnete, stimmt etwas nicht. Entweder hat das Labor geschlampt und falsch analysiert, oder diese osmotische Lücke rührt von fremden, Wasser anziehenden Substanzen im Darm her.

Bei der 21-Jährigen war es der Zuckerersatzstoff Sorbitol. Rund 19 Gramm davon nahm die untergewichtige Frau jeden Tag zu sich, und zwar mit Kaugummis. Bis zur Diagnose kaute sie täglich 14 bis 16 Streifen. Das war zwar gut für ihre Zähne, aber schlecht für ihre Verdauung. Denn Sorbitol führt in großen Mengen genossen zu Durchfällen und deshalb zur Abmagerung. Die zuckerfreien Kaugummis wirkten wie ein (schlechtes) Schlankheitsmittel.

Die Therapie war einfach: Die Frau ließ das Kaugummikauen bleiben. Damit verschwanden nicht nur ihre Beschwerden; ein Jahr später hatte sie auch wieder sieben Kilogramm mehr auf den Rippen.

Geballte Energie

In Italien trieb das Kaugummikauen einen Patienten zur Raserei. Seine Eltern erkannten ihn nicht wieder. Bisher war ihr Junge ein ruhiges Kind gewesen. Jetzt raste der 13-Jährige vor Zorn – ohne ersichtlichen Grund. Und er konnte keinen Moment lang still sitzen. Mit einiger Mühe – und höchst besorgt – brachten sie den stark erregten, aggressiven Teenager in eine Notaufnahme in Neapel.

Dort gab der Junge an, er habe leichtes Bauchweh und müsse mehr Wasser lassen als sonst, das Pinkeln fühle sich unangenehm an. Auch verspüre er ein ungewohntes prickelndes Gefühl in den Beinen.

Als die Ärzte ihn untersuchten, fiel ihnen das rasende Herz auf: Mit 147 Schlägen pro Minute jagte der Puls (normal sind 75). Anstelle der für sein Alter üblichen Atemfrequenz von etwa 20 holte der Junge 25-mal pro Minute Luft. Auch sein Blutdruck war leicht erhöht, alles andere aber normal. Der hinzugezogene Psychiater fand nichts, Röntgenbilder und Laborwerte waren in Ordnung. Drogen habe er keine genommen, sagte der Knabe.

Glücklicherweise besserte sich sein Zustand über Nacht, sodass er aus dem Krankenhaus entlassen werden konnte. Wenige Tage später meldete er sich zur Nachkontrolle. Diesmal wirkte er lustlos und schläfrig, nichts interessierte ihn mehr. Drei Tage lang war der Teenager nicht zur Schule gegangen. Jetzt schlug sein Herz nur noch 45-mal pro Minute.

Zu verdanken hatte er dies alles zwei Päckchen »Energy«-Kaugummis. Seine Mutter fand die leeren Hüllen in seiner Tasche. Etwa 320 Milligramm Koffein hatte der Schüler binnen vier Stunden über die Kaugummis aufgenommen. Das entspricht vier bis fünf Tassen Espresso. Da der Teenager erst 45 Kilogramm wog und sonst praktisch nie Kaffee oder koffeinhaltige Softdrinks trank, schlugen die »Energy«-Kaugummis voll ein. Der Knabe hatte eine Koffeinvergiftung.

Wie jeder Kaffeetrinker weiß, regt Koffein an. Es macht munter und verbessert die Konzentration. An den Nervenzellen im

Gehirn besetzt es sogenannte Adenosin-Andockstellen. Adenosin hemmt die Freisetzung einer Reihe von Botenstoffen und senkt so die Nervenaktivität. Werden die Adenosinrezeptoren durch Koffein blockiert, erhöht sich die Konzentration an Botenstoffen, und die Erregung steigt. (Damit dies nicht so bleibt, steuert der Körper mit der Zeit dagegen: Wer regelmäßig Kaffee trinkt, hat deshalb mehr Adenosinrezeptoren auf den Hirnzellen.)

Außerdem erweitert Koffein die Bronchien, es steigert Herz- und Nierenleistung, die Atemfrequenz und den Fettabbau und erhöht – hoch dosiert – die Neigung zu Panikattacken bei entsprechend veranlagten Menschen. In noch höherer Dosierung kann das Psychostimulans Krämpfe auslösen. Weil es auch den Blasenmuskel reizt, der den Harn austreibt, bekam der Junge Probleme beim Wasserlassen.

Normalerweise scheidet der Körper innerhalb von drei bis neun Stunden die Hälfte einer Koffeindosis aus; bei Rauchern geht dies etwas schneller, bei Säuglingen dauert es deutlich länger. Dieser 13-jährige Schüler hatte noch Tage später etwas von seinem Kauvergnügen: Erst putschte es ihn massiv auf, dann war er tagelang erschöpft.

Am falschen Ort

Am meisten gefürchtet ist die klebrige Masse bei Not- und Narkoseärzten. So lebensrettend ein Kaugummi in den 1980er Jahren auf der Salomonen-Insel war, so tödlich war ein anderer rund 20 Jahre später in Griechenland. Dort rutschte er einem 24-Jährigen in die Luftwege. Der Mann erstickte. Und einen 57-Jährigen in Australien brachte sein in den Kehlkopf geratener Kaugummi fast um – unmittelbar nach der erfolgreichen Wiederbelebung wegen eines Herzstillstands.

Auch Narkoseärzte sind schon erbleicht, wenn ein Patient (ohne ihr Wissen) vor der Operation Kaugummi kaute und vergaß, ihn rechtzeitig auszuspucken. In den harmloseren Fällen wunderten sich die Mediziner am Ende der Narkose nur, was da Grünes an der Spitze der Beatmungsmaske klebte. In ernsten Fällen verklebte der Kaugummi die Luftzufuhr und führte zum Notfall im OP.

Deshalb vor Eingriffen dran denken: Nüchtern bleiben heißt auch, keinen Kaugummi zu kauen! Und wenn es gar nicht ohne geht, dann zumindest ausspucken, bevor die Narkose beginnt. Oder sicherheitshalber dem Operationspfleger in die Hand drücken. Nur für den Fall, dass eine Blutung gestillt werden müsste.

Riskante Speisen

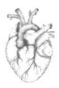

Wer in Bezug auf Lebensmittel auf Nummer sicher gehen will, verzichtet auf Grapefruits, Sandwichs, Wildbret sowie Fisch. Und hausgemachte Geschenke von Verwandten weist er höflich, aber bestimmt zurück. Immerhin geht es um die eigene Gesundheit.

Das Zünglein an der Waage

Eine 42-Jährige fand, es sei an der Zeit für eine Abmagerungskur. Dazu gehörten 225 Gramm Grapefruits am Morgen. Mit Schmerzen beim Gehen kam sie drei Tage nach Beginn ihrer Diät in die Notaufnahme. Am Vortag hatte die 42-Jährige noch eine Autofahrt unternommen. Danach taten ihr Rücken und ihre linke Pobacke weh, bis zum Knöchel hinunter strahlten die Schmerzen aus.

Als die Frau in die Notaufnahme kam, war ihr linkes Bein lila, geschwollen und hart. Dieser Befund war lehrbuchmäßig: tiefe Beinvenenthrombose. Von der Beckenvene bis hinab in die Wadenvenen erstreckte sich ein Blutgerinnsel, wie Ultraschallaufnahmen zeigten. Dass das linke Bein betroffen war, passte ebenfalls ins Bild. Rund drei- bis fünfmal so häufig wie die rechte verstopft nämlich die linke Beckenvene.

Diese ist an einer Stelle in ihrem Verlauf wie »eingekeilt«: Hinter ihr befindet sich ein Lendenwirbelkörper, vor ihr kreuzt eine Beckenarterie. Bei manchen Menschen führen der ständige Druck und das Pulsieren der Arterie hier zu einer Verdickung der Venenwand. So verengt sich der Engpass noch mehr. Durch langes Sitzen, etwa beim Autofahren, wird die Vene zusätzlich komprimiert. Wie im Fall der Patientin.

Für eine Venenthrombose braucht es jedoch dreierlei: Blutstau, Veränderungen an der Venenwand und erhöhte Gerinnbarkeit des Blutes. Die erste und die zweite Voraussetzung waren bei der 42-Jährigen erfüllt. Warum aber war ihr Blut just an diesem Tag so gerinnungsfreudig?

Zum einen, so fanden die Doktoren bei Laboruntersuchungen heraus, gehörte die Frau zu jenen acht bis zehn Prozent der Menschen mit einer angeborenen Neigung zu Blutgerinnseln. Zum andern nahm sie seit einem Jahr die Antibabypille. Das darin enthaltene Hormon kann Thrombosen begünstigen. Beides zusammengenommen vervielfacht das Risiko für eine Thrombose.

Den letzten Ausschlag aber, vermuteten ihre Ärzte, gab die neue Diät. Grapefruits enthalten Naringin, das den Früchten ihren typischen Geschmack verleiht. Dessen Abbauprodukte hemmen bestimmte Zellenzyme, darunter das Zytochrom CYP3A4. Dieses Enzym ist am Abbau von rund einem Drittel aller Medikamente beteiligt. Substanzen, die dieses Enzym verstärken oder hemmen (das können auch Medikamentenwirkstoffe sein), verändern damit die Abbaugeschwindigkeit anderer Medikamente.

Blockiert der Grapefruitsaft das CYP3A4 in den Zellen der Dünndarmwand, nimmt der Mensch mehr von den Wirkstoffen auf. So gelangten wegen der frisch begonnenen Grapefruitdiät mehr gerinnungsfördernde Hormone der Antibabypille in den Körper der Patientin. Die 225 Gramm Grapefruit täglich wurden zum Zünglein an der Waage – allerdings anders, als es sich die leicht übergewichtige Frau erhofft hatte.

Wegen der Schwere ihrer Thrombose lösten die Ärzte das Gerinnsel mit speziellen Medikamenten auf und platzierten einen

Stent an der Engstelle in der Vene, um das Gefäß offen zu halten. Die Patientin ihrerseits setzte die Pille ab. Um das Risiko für weitere Thrombosen zu senken, nahm sie sechs Monate lang einen Gerinnungshemmer. Drei Monate nach ihrer Grapefruitdiät war sie wieder wohlauf.

Sandwich bis zum Abwinken

Belegte Brötchen halten die meisten Menschen für unbedenklich – solange sie nicht wissen, was Sandwichs anrichten können.

Unter den Argusaugen der Ärzte biss die untergewichtige 25-jährige Frau in ein Sandwich, das die Mediziner ihr angeboten hatten, kaute und schluckte. Danach war die Diagnose klar, an der sich diverse Doktoren zuvor die Zähne ausgebissen hatten.

Vor zehn Jahren war es der jungen Frau zum ersten Mal passiert: Sie fühlte sich plötzlich benommen und erschreckend unwohl. Bei späteren Gelegenheiten wurde ihr währenddessen manchmal übel, oder sie verlor das Bewusstsein. Das Ganze spielte sich meist in weniger als zehn Sekunden ab. Zweimal schon war sie deshalb im Krankenhaus gewesen, hatte verschiedenste Untersuchungen über sich ergehen lassen, doch alles schien in Ordnung. Im November 2007 wurden ihre Hirnströme gemessen. Vielleicht litt die junge Frau ja an einer Epilepsie. Das war zwar nicht der Fall, aber etwas anderes fiel bei der Auswertung auf.

Die gleichzeitig aufgezeichnete EKG-Kurve zeigte eine Herzschlag-Pause von circa 2,5 Sekunden. Daraufhin statteten die Ärzte ihre Patientin für eine Woche mit einem tragbaren EKG-Gerät aus. Jedes Mal, wenn sie sich sonderbar fühlte, sollte sie einen Knopf an dem Apparat drücken. Dann registrierte das Gerät kurzzeitig die Herzströme. Es erwies sich: Der Frau wurde immer schwummrig, wenn ihr Puls einen Moment lang aussetzte. Ihr

Gehirn bekam dann weniger Sauerstoff. Schuld war eine Reizübertragungsstörung im Herz.

Die Ärzte fragten nochmals genau nach. Ihre Attacken schienen aufzutreten, bemerkte die dünne Frau, wenn sie bestimmte Dinge aß oder trank. Vor allem belegte Brötchen und Brausegetränke bereiteten ihr Probleme. Beim letzten Mal sei sie bewusstlos geworden, als sie im Auto an der Ampel wartete und ein Sandwich gegessen habe, erzählte sie. Aus Angst vor weiteren Anfällen verzichtete sie möglichst darauf zu essen. Daher ihr Untergewicht.

Nun biss sie, angeschlossen an ein EKG- und ein Blutdruckmessgerät, in das belegte Brötchen. Kaum hatte sie geschluckt, setzte ihr Herzschlag für mehr als zwei Sekunden aus, und die Patientin fühlte sich einer Ohnmacht nahe.

Schlucksynkope, befanden die Ärzte. Synkopen sind kurze Anfälle von Bewusstlosigkeit, die auftreten, weil das Gehirn nicht ausreichend mit Sauerstoff versorgt wird. Etwa fünf Prozent der Synkopen treten beim Schlucken auf, wie bei der Patientin. Die Temperatur der Speisen, wenn sie schlecht hinunterrutschen, oder Rülpser können solche Anfälle auslösen. Oft gehen Schlucksynkopen mit anderen Erkrankungen einher, zum Beispiel mit narbigen Verengungen der Speiseröhre, Speiseröhrenkrebs oder einem Herzinfarkt. Diese Patientin aber hatte nichts dergleichen.

Wo genau ihr Problem lag, konnten die Ärzte nicht herausfinden. Vermutlich war die Rückkopplung zwischen Vagusnerv, Hirnstamm und Herz gestört. Der Vagusnerv ist unter anderem für die Eigenbewegungen der Speiseröhre zuständig. Er leitet Informationen an den Hirnstamm weiter. Von dort aus wird – über andere Fasern des Nervs – auch der Herzschlag beeinflusst. So können Reize aus der Speiseröhre auf das Herz wirken. Andere Erklärungen für die seltenen Schlucksynkopen sind überschießend reagierende »Druckmessfühler«, die den Füllungszustand der

Speiseröhre falsch anzeigen, oder aber ein Schaden am Zungen-Rachen-Nerv.

Zehn Jahre nachdem ihre Anfälle begonnen hatten, wusste die untergewichtige Frau dank dem »Sandwichtest«, woran sie litt. Geholfen wurde ihr mit einem Herzschrittmacher, der zu lange Pausen zwischen den Herzschlägen überbrückt. Dieses kleine Gerät ermöglicht ihr nun wieder Sandwichs zu essen – ohne dabei abzuwinken.

Fischkampf mit Spätfolgen

Bei Fischmahlzeiten ängstigen sich viele, es könnte ihnen eine Gräte im Schlund stecken bleiben. Diese Sorge ist berechtigt. Neu ist, dass auch Kämpfe unter Fischen den nichtsahnenden Konsumenten schaden. Das zeigt ein Fall aus Australien.

Eine Fischgräte stecke ihr im Hals, klagte die 76-jährige Urlauberin nach dem Genuss einer Portion Schnapper in Queensland. Also schaute ihr ein Hals-Nasen-Ohren-Spezialist in den Rachen. Er fand bei der Untersuchung unter Narkose dort zwar einen kleinen Bluterguss, aber keine Gräte. Zwei Wochen später wurde die Patientin zu Hause bei ihrem Arzt vorstellig: Sie habe immer noch Probleme beim Schlucken. Der Arzt sah auf dem Röntgenbild des Halses einen kleinen Schatten, tippte aber bei der Seniorin, die auch an einer Angststörung litt, eher auf eine harmlose Verkalkung.

Sechs Wochen später – die Frau hatte mittlerweile fünf Kilogramm Gewicht verloren – kam es zu einer zehn Minuten dauernden Durchblutungsstörung in einem Teil ihres Gehirns: Währenddessen hing ihre linke Gesichtshälfte schlaff herab, die Muskeln ihres linken Arms waren schwach. Und wieder klagte die Seniorin über Schluckschmerzen, außerdem hatte sich ein schmerzhafter Knoten rechts am Hals gebildet.

Nun kam Bewegung in die Sache. Was die Ärzte schließlich fanden, war ihnen gänzlich neu: Mit einem Stück Fisch hatte die Patientin unwissentlich den Stachel eines Giftrochens geschluckt, der ursprünglich den Schnapper getroffen hatte. Quer in ihrer Halsschlagader steckte der 3,4 Zentimeter lange Stachel. Vermutlich bildete sich daran ein Gerinnsel, das abriss, in eine Hirnarterie hochgespült wurde und kurzzeitig die Durchblutung störte. Der Stachel wurde operativ entfernt, und die Patientin genas.

Die 76-Jährige hatte Glück im Unglück. Das lebensgefährliche Gift des Rochens, das zu üblen Wunden, Herzrhythmusstörungen, Krampfanfällen und Übelkeit führt, konnte ihr nichts mehr anhaben. Es wurde spätestens beim Kochen zerstört.

In diesem Fall wurden Fischgräten zu Unrecht verdächtigt. Das heißt aber keineswegs, dass sie nicht zu Erstaunlichem fähig wären: Durchstoßene Speiseröhren und Magenwände sowie durchbohrte Gedärme zeugen davon. Die Fischgräte herauszuholen, überlässt man besser dem Spezialisten. Ansonsten könnte es einem ergehen wie einem 50-jährigen Mann, der eine Notaufnahme in Ägypten aufsuchte.

Er litt an Atemnot, hatte Schmerzen beim Schlucken und anfallsweise Husten. Diese Beschwerden rührten aber nicht von der Fischgräte her, die er verschluckt hatte – sondern von dem 19 Zentimeter langen Esslöffel, mit dem er die Gräte hatte herausholen wollen und der nun in seiner Speiseröhre festsaß.

Die Ärzte entfernten den Löffel mit Erfolg. Die Fischgräte indes war nicht mehr zu sehen. Sie hatte sich davongemacht. Wohin auch immer.

Schrot(t) im Darm

Dass die Jagd auf Wild nicht ungefährlich ist, haben schon zahlreiche, versehentlich erschossene Jäger erfahren. Doch sie birgt auch chronische Gesundheitsgefahren. Das erlebte eine Frau in Schweden.

Im Jahr 1991 suchte die damals 35-Jährige einen Arzt auf. Sie litt seit ihrer Jugend an Verdauungsstörungen. Zusätzlich war nun eine erschöpfende Müdigkeit hinzugekommen. Als Grund für ihre Beschwerden verdächtigte sie ihre amalgamhaltigen Zahnfüllungen. Amalgam enthält unter anderem Quecksilber.

Im Kot der Patientin war der Quecksilberspiegel tatsächlich erhöht, ebenso der Gehalt an Cadmium und Blei. Den Spezialisten schien eine Vergiftung trotzdem wenig plausibel. Denn aussagekräftiger als die Konzentrationen im Stuhl sind diejenigen im Blut, und diese waren normal. Dennoch schluckte die Patientin zwei Jahre lang ein Medikament, das Schwermetalle bindet – ohne Erfolg. Ihre Beschwerden blieben bestehen.

Zehn Jahre später konsultierte sie einen anderen Arzt. Nun war auch der Bleigehalt in ihrem Blut erhöht. Trotz erneuter Therapie stieg der Bleispiegel im Lauf des nächsten halben Jahres weiter an. Und ihre Verdauungsstörungen mit Durchfällen wurden immer schlimmer.

Im Oktober 2002 erkannten die Ärzte schließlich den Grund für die Krankheit auf einem Röntgenbild des Bauchs: Im Dickdarm der Patientin lag eine Gewehrkugel. Wie diese genau beschaffen war, sah die inzwischen 46-Jährige im Januar 2003, als das Sechs-Millimeter-Projektil während einer Magen-Darm-Grippe herausgeschossen kam.

Wo und wie das bleihaltige Geschoss in den Körper der Frau gelangt war, fanden die Ärzte nie heraus. Am wahrscheinlichsten geschah es beim Essen von Wildbret. Die Patientin erinnerte sich, dass sie früher gelegentlich Kaninchen oder Hasen und einmal auch Wildschwein gespeist hatte. Eine Gewehrkugel im Fleisch war ihr jedoch nicht aufgefallen.

Neun Monate nach dem Abgang des Metallteils war der Spuk vorüber: Ihre Bleiwerte hatten sich endlich normalisiert, die Müdigkeit war gewichen und die Verdauung nur noch leicht beeinträchtigt.

Nicht eine einzige Gewehrkugel, sondern gleich eine ganze Ladung Schrot beherbergte eine 73-jährige Inuit in ihrem Blinddarm. Die Bleikügelchen stammten aus erlegten Vögeln und hatten sich wahrscheinlich über Jahrzehnte in ihrem Wurmfortsatz angesammelt. Wegen ihrer Jagd- und Essgewohnheiten kommt es bei den Inuit nicht selten vor, dass Schrotkugeln bei der Passage im Blinddarm hängen bleiben. Dass der Wurmfortsatz geradezu überquillt von Schrot, ist hingegen eine Rarität. Wie viel Blei diese Wildbretkonsumentin im Blut hatte, wussten ihre Ärzte nicht. Bekannt ist aber, dass der Bleispiegel schon bei nur zwei Projektilen im Wurmfortsatz leicht ansteigen kann. Bei einem 30-jährigen Bauern in Frankreich führten 29 über den Darm verteilte Schrotkugeln zu heftigen Bauchkoliken. Die Diagnose: Bleivergiftung vom Wildbret.

Schlimme Bescherung

»Nimm nichts von Fremden«, bekommen Kinder von klein auf eingeschärft. Dabei sollte man sich mindestens genauso vor den Geschenken von Freunden oder Verwandten hüten.

Die Krankheit hatte mit Erbrechen begonnen, dann fühlte der Mann sich zunehmend schlecht. Nach vier Tagen kam der 49-Jährige in die Klinik, wo er wenig später verstarb.

Kurz darauf musste auch seine Witwe ins Krankenhaus. Bei ihr hatte sich das anfängliche Erbrechen mittlerweile gelegt. Stattdessen stellten sich jedoch andere, beunruhigendere Symptome ein: Ihre Augenlider hingen auf halbmast, ihre Pupillen waren halb geweitet, und sie sah Doppelbilder – alles Folgen von Hirnnervenlähmungen. Außerdem war die 49-Jährige etwas kurzatmig, hatte einen trockenen Mund, Schluckstörungen und leichtes Fieber.

Das Ehepaar in Großbritannien litt an derselben Erkrankung wie drei Patienten in den USA. Diese hatten sich eigentlich nur ihre Krähenfüße und Falten auf der Stirn wegspritzen lassen wollen. Keine vier Tage später waren alle drei im Krankenhaus und mussten beatmet werden. Sie konnten weder klar sprechen noch schlucken, ihre Muskeln (auch die Atemmuskeln) waren schlaff, die Kranken litten an Gesichtslähmungen oder sahen verschwommen. Atemnot und trockener Mund kamen hinzu.

Ihnen war die Kurpfuscherei ihres Arztes zum Verhängnis geworden. Dieser besaß zwar keine Lizenz mehr, spritzte aber den drei Patienten zur Verschönerung Botox – leider mehr als das 2000-Fache der mutmaßlich tödlichen Dosis. In der Schönheitsklinik hatten sich die Angestellten beim Verdünnen der Lösung vertan (die überdies nur für Forschungszwecke gedacht war und nicht für den Einsatz bei Menschen).

Das Ehepaar hingegen hatte in Öl eingelegte Pilze genossen, ein Geschenk von Verwandten aus Italien. Eine köstliche Spezialität – wäre sie nicht mit Botulinumgift verseucht gewesen. Dieses ist für den Menschen das giftigste aller Gifte. Bakterien namens Clostridium botulinum produzieren es. Sie sind weltweit im Boden verbreitet und hassen Sauerstoff. Unter Luftabschluss, zum Beispiel in verseuchten Konserven, gedeihen die Erreger dagegen gut.

Sieben verschiedene giftige Eiweiße kann Clostridium botulinum produzieren; vier davon (sie werden mit A, B, E und F bezeichnet) sind für den Menschen besonders gefährlich. Das Gift hemmt die Ausschüttung des Nervenbotenstoffs Acetylcholin. Reize, die die Muskelfasern erreichen sollten, dringen deshalb nicht mehr zu den Muskeln durch. Das kann auch hilfreich sein. Mit dem A-Toxin lassen sich vorübergehend gezielt Muskeln lähmen, die sich krankhaft verkrampfen oder störende Falten verursachen. Auch gegen »übereifrige« Schweißdrüsen hilft – wohl dosiertes – Botox.

Bei einer Überdosis breiten sich die Lähmungen typischerweise von oben nach unten aus: Zuerst ist der Kopf betroffen, dann Schultern, Ober- und Unterarme, zuletzt die Beine. Der Tod tritt durch Atemlähmung ein – wenn nicht rasche Gegenmaßnahmen die Betroffenen retten. In den erwähnten Fällen erhielten alle Patienten (außer dem verstorbenen 49-jährigen Mann) Antikörper, die das Gift neutralisierten.

Seine Witwe konnte die Klinik nach fünf Tagen wieder verlassen. Bis ihre Schluckbeschwerden und die Doppelbilder komplett verschwunden waren, dauerte es allerdings noch ein paar Wochen. Den »verschönerten« Patienten erging es schlechter. Derjenige, der am leichtesten betroffen war, konnte erst nach gut einem Monat wieder selbstständig atmen. Der am schwersten Betroffene hing über 170 Tage am Beatmungsgerät.

Für ihren Arzt hatte die missratene Schönheitskur Folgen: Nachdem er sich selbst ebenfalls ein paar Spritzen gegen seine Runzeln verpasst hatte, lag er über zwei Monate im Krankenhaus und musste 44 Tage lang beatmet werden. Danach bekam er vermutlich neue Sorgenfalten: Er wanderte für drei Jahre ins Gefängnis.

Kopf und Hirn

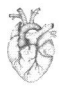

Milliarden von Nervenzellen, Dutzende verschiedener Botenstoffe, kilometerlange Verbindungsfortsätze, Billiarden von Kontaktstellen – und heraus kommen die wundersamsten Gedanken. Dank dem Gehirn verstehen wir, was andere uns mit Gesten oder Worten mitteilen; wir erkennen Gefahren und wissen uns zu benehmen. Immer vorausgesetzt, Zellen, Chemie und Erregungsleitung spielen in unserem Denkorgan richtig zusammen. Doch wehe, wenn sie es nicht tun.

Eine tolle Frau

Im Herbst war es wieder so weit. Die 70-Jährige war völlig konfus und wurde in die Klinik eingeliefert. Sie sah Dinge, die außer ihr niemand sah, lachte unvermittelt, wusste weder das Datum noch wo sie sich befand und wer sie selbst war. Wahnvorstellungen und Halluzinationen, diagnostizierten die Mediziner. Und das bereits zum vierten Mal.

Regelmäßig im Herbst war die Seniorin ein paar Tage lang außer sich. Während dieser Phasen schlug ihr Herz schnell, und ihre Pupillen waren weiter als sonst. Abgesehen davon fiel den Ärzten nichts auf – keine Entzündung und keine Infektion im Hirn, normale Nieren- und Leberfunktion, keine Auffälligkeiten auf den CT-Bildern.

Binnen 48 Stunden ließen die Erregtheit und die Halluzinationen der Patientin nach; am vierten Tag im Krankenhaus war sie wieder ganz die Alte. Erklären konnten sich die Mediziner diese Episoden nicht. Und weshalb diese schizophrenieartige Störung, so ihr Befund, nur im Herbst auftrat, war ebenfalls schleierhaft – bis die Tochter der Kranken den Ärzten ein paar Beeren zeigte. Sie stammten von Büschen aus der Nähe des Wohnorts der Seniorin, mitten in der britischen Stadt Leicester.

Von diesen schwarzen saftigen, süßlich-fade schmeckenden Früchten hatte die alte Dame genascht – es waren Tollkirschen. Das Atropin in den Beeren hemmt die parasympathischen Nerven, indem es den Botenstoff Acetylcholin von bestimmten Andockstellen verdrängt.

Das parasympathische Nervensystem ist, grob gesagt, für die Entspannung zuständig. Es bewirkt zum Beispiel, dass das Herz langsamer schlägt. Wird dieses System blockiert, schlägt das Herz schneller, die Schweiß- und Speicheldrüsen produzieren weniger Sekrete (deshalb haben Vergiftete einen trockenen Mund). Der Muskel, der für das Engstellen der Pupille zuständig ist, erschlafft, und daher weiten sich die Pupillen. Auf das Hirn wirkt Atropin in höheren Dosen erregend. Die Folge: Der Vergiftete führt »Gespräche mit einer Straßenlaterne«, er begegnet »dem Teufel und dessen Frau«, springt nackt durch den Wald oder wird »wollüstig«.

Die 70-jährige Frau war beileibe nicht die Einzige, die diese Wirkung erfuhr – aber wohl niemand außer ihr griff ahnungslos alle Jahre wieder nach den tollen Kirschen. In Genf suchte eine ängstlich-erregte 36-Jährige die Augen-Notfallstation des Universitätsspitals auf. Sie sah Blitze, war desorientiert und bekam Mühe, das Gleichgewicht zu halten. Tags zuvor hatte sie im Wald Tollkirschen mit Blaubeeren verwechselt und sechs Stück davon gegessen.

Die Massenvergiftung

Auf diesen Ansturm waren die Ärzte eines Schweizer Kantonsspitals nicht vorbereitet. Eine ganze Busladung von Menschen ergoss sich mit viel Geschrei auf den Platz vor der Klinik. Viele hatten Bauchkrämpfe, andere erbrachen in die Blumenrabatten, einige japsten nach Luft. Die Gruppe kam direkt von einer Hochzeit. Der italienische Brautvater hatte vor dem Nachtisch eine Rede halten wollen. Dazu kam es nicht mehr. Vor den Augen der Gäste brach der Mann zusammen.

Während Familienangehörige versuchten, ihn zu reanimieren, kollabierte die Braut. Eine Tante rief auf Italienisch: Die Pilze! – und der Fall war gemacht. In der Gewissheit einer Massenvergiftung, mit dem Brautvater als erstem Opfer, wollte sich die Hochzeitsgesellschaft selbst einweisen. Doch auch dazu kam es nicht.

Die Spitalärzte konnten die vermeintlich Erkrankten beruhigen, eine gefährliche Pilzvergiftung würde sich nicht sofort, sondern erst nach Stunden bemerkbar machen. Einzig der Brautvater war nicht mehr zu retten; er war verstorben.

Alle anderen hatten an einer psychogenen Massenerkrankung gelitten. Schweiz, Tansania, Vietnam oder USA – rund um die Welt gibt es Berichte über solche kollektiven Ausbrüche. In Florida waren vor Jahren Schülerinnen einer Highschool betroffen: 14 Mädchen, die plötzlich beim Einatmen hörbar röchelten.

Im Februar 2005 traf es den Flughafen Melbourne. Binnen zwei Stunden wurden zwei Frauen – die bei derselben Nachrichtenagentur arbeiteten – ohnmächtig. Keine Viertelstunde später später kollabierte eine American-Express-Angestellte, nachdem sie sich erbrochen hatte.

Das setzte eine Lawine in Gang. Mit einem Mal fühlten sich etliche Flughafenangestellte krank. Man vermutete toxische Gase oder eine giftige Chemikalie. Um zehn Uhr wurde das Südterminal des Flughafens evakuiert, Sanitäter rückten in Sicherheitsanzügen und mit Masken aus. Sie fanden Menschen vor, die von heftigem Erbrechen geschüttelt wurden. Bis 14 Uhr hatten sie 47 Personen ins Krankenhaus gebracht, darunter eine Reisende mit Kopfschmerzen (die hatte sie aber schon, seit sie am Morgen rund 1700 Kilometer entfernt in den Flieger gestiegen war). Gegen 15 Uhr war der Spuk vorüber.

Ein Grund für die Beschwerden wurde nie gefunden. Aber einiges deutet darauf hin, dass es sich um eine Massenhysterie handelte. Typisch dafür ist, dass solche Phänomene genauso schnell wieder verschwinden, wie sie gekommen sind. Und dass sie mit großer Angst einhergehen. »Angesteckt« wird nur, wer in Sicht- oder Hörweite zu Opfern ist oder wem davon berichtet wird. Meist beginnen die Ausbrüche mit einem Signalfall – in Melbourne war dies eine Angestellte, die unter starkem Stress stand und seit Stunden nichts gegessen hatte.

Magische Kopfschmerzen

Unter einer geheimnisvollen Erkrankung litt viele Jahre ein prominenter Teenager. Monatelang stritten Fachärzte aus verschiedenen Ländern um die richtige Diagnose.

Seit seinem zwölften Lebensjahr suchten den Jungen wiederkehrende Kopfschmerzen heim, immer an derselben Stelle. Dort hatte er als Säugling eine Verletzung erlitten. Eine zickzackförmige Narbe auf der Stirn erinnerte daran. Im Lauf der Jahre wurden die Attacken heftiger. Es waren nadelscharfe Schmerzen, wie Feuer, explodierend. Manche Anfälle waren so schlimm, dass der Teenager eher sterben wollte, als sie weiter auszuhalten. Dass es sich bei dem Patienten um einen Prominenten handelte und

Hunderttausende von Menschen mit ihm litten, machte es nicht besser.

Die Schmerzen zwangen ihn in die Knie, er bekam Sehstörungen, seine Augen tränten. Auch musste er in einzelnen Fällen erbrechen, worauf die Tortur ein Ende hatte. Das einzig Gute: Die Schmerzen dauerten maximal einige Minuten. So abrupt die Anfälle kamen, so rasch endeten sie. Auffällig war, dass sie nur auftraten, wenn der Junge in stressige Situationen geriet, die mit dem lange zurückliegenden Vorfall zu tun hatten.

Seine Kopfschmerzen ließen die Ärzte ratlos. Akuten, explodierenden Kopfschmerz kennen die Mediziner von Hirnblutungen, wenn eine Arterie im Kopf platzt. Dagegen sprach bei diesem Jungen jedoch der wiederkehrende Charakter. Nach Abwägen aller Möglichkeiten befanden drei amerikanische und britische Spezialisten: wahrscheinlich Migräne.

Diese Diagnose sei verwegen und stehe auf wackligen Beinen, kritisierten umgehend zwei US-Kinderneurologen. Der scharfstechend-brennende Schmerztypus weise doch vielmehr klar auf Nervenschmerzen hin. Vermutlich habe sich dort, wo die Narbe über die Stirn verlief, ein gutartiger Nerventumor gebildet, ein Neurom. Es kann entstehen, wenn Nervenfasern durchtrennt werden und die Nervenfortsätze, auf der Suche nach dem abgetrennten Teil, erfolglos aussprießen und Knäuel bilden. Neurome können heftige, elektrisierende Schmerzen verursachen. Da die alte Verletzung im Bereich des Trigeminusnervs lag (der üble Trigeminusneuralgien verursachen kann), seien die Schmerzen des Jungen wohl einem Neurom anzulasten, so die Kinderneurologen.

Mittlerweile zerbrachen sich drei weitere Spezialisten den Kopf. Es müsse sich um eine Neuralgie handeln, stellte ein norwegischer Kopfschmerzexperte fest. Britische Nervenspezialisten führten dagegen eine seltene Form von Sklerodermie ins Feld. Bei dieser Erkrankung entzündet sich das Bindegewebe und verliert seine Elastizität. Im Fall der Säbelhieb-Sklerodermie beschränkt sich dies auf einen schmalen Bereich auf der Stirn. Die entstehende Narbe sieht aus wie von einem Säbelhieb geschlagen. Doch bei dem mittlerweile 19-Jährigen, bei dem noch immer keine Diagnose gestellt war, verlief die Narbe im Zickzack, ähnlich einem Blitz.

Weitergeholfen hätten nur verschiedene Untersuchungen, etwa durch das Betäuben des Nervs. Bei einer Neuralgie müssten die Schmerzen dann verschwinden. Doch dazu kam es nicht: Im Alter von 19 Jahren heilte die Erkrankung bei dem prominenten jungen Mann aus. So bleibt offen, welche Muggle-Diagnose dem berühmten Zauberer Harry Potter gerecht geworden wäre.

Bei den Kindern, die durch die Lektüre seiner Abenteuer ganz real erkrankten, waren die Diagnosen klar. Nacken- und Handgelenksschmerzen wegen starrer Haltung und zwei bis drei Tage dauernde Spannungskopfschmerzen durch unablässiges Lesen. Der Fachausdruck für dieses Leiden: Hogwarts-Kopfweh.

Von Mördern verfolgt

Der 51-jährige Mann war bewusstlos in einem Hausflur in San Francisco aufgefunden worden. Er sah schrecklich aus: Vom Oberschenkel abwärts erstreckte sich ein riesiger Bluterguss. Vor allem die Rückseite seines linken Beins war lila, blau, grün und gelb verfärbt.

Gangster hätten Drogen in sein Essen gemischt, berichtete der Mann, nachdem er wieder zu sich gekommen war. Neben den ausgedehnten, fleckförmigen Blutungen in der Haut fanden die Ärzte auch Spuren von Blut in seinem Urin sowie im Stuhl. Überdies blutete der verwahrlost wirkende Patient aus einer kleinen Wunde am Zahnfleisch. Er fühle sich sehr benommen und sei bei

Anstrengungen wiederholt bewusstlos geworden, klagte der Arbeitslose.

Grund für seine Blutungen waren aber nicht Verbrecher, wie die Ärzte schnell herausfanden, sondern seine einseitige Ernährung. Aus Angst hatte er seit Monaten nur Thunfisch und Cracker gegessen. Falls er etwas anderes zu sich nähme, befürchtete er, würden ihn die Gangster umbringen. Diese paranoide Wahnvorstellung hatte zu einem massiven Mangel an Vitamin C geführt.

Ohne dieses lebenswichtige Vitamin, das unter anderem zur Bildung von Kollagen nötig ist, leidet die Festigkeit des Bindegewebes. Beim Vitamin-C-Mangel bildet der Körper abnormes Kollagen. Die Folge: Blutgefäße werden brüchig. Deshalb kann es zu Blutungen kommen. Als Erstes zeigt sich dies an der Schleimhaut und an stärker beanspruchten Körperstellen. Unter Seefahrern war der Vitamin-C-Mangel früher gefürchtet. Vasco da Gama beispielsweise soll bei der Umsegelung des Kaps der Guten Hoffnung Ende des 15. Jahrhunderts deshalb einen erheblichen Teil seiner Besatzung verloren haben.

Für den 51-Jährigen in San Francisco aber bedeutete die Skorbut genannte Erkrankung eine Wende im Leben. Aufgewachsen als jüngstes Kind armer Einwanderer, wurde er Labortechniker und engagierte sich in der Lokalpolitik. Er war verheiratet gewesen und hatte zwei Töchter. Sein Abstieg begann, als er mit 25 Jahren bei der Party eines Polizisten in eine Schlägerei geriet und verhaftet wurde. Er bekam Ärger an seinem Arbeitsplatz, verlor den Job, sein Geld, seine Ehefrau, den Wohnsitz und allmählich den Kontakt zu seiner Familie. Der Mann fiel durch alle Maschen des sozialen Netzes.

Wegen seiner Krankheit kontaktierte nun ein Sozialarbeiter die Familie des Mannes. Sie kümmerte sich um ihn, und mithilfe von Psychotherapie, Medikamenten und Sozialarbeitern besserten sich schließlich die Wahnvorstellungen. Zwei Jahre nachdem er ohnmächtig, heruntergekommen und blutend aufgefunden worden war, konnte der Mann wieder weitgehend selbst für sich sorgen.

Der geheilte Stalker

Wie eine psychische Erkrankung zu massiven körperlichen Problemen führen kann, so gibt es auch die umgekehrten Fälle.

Die Polizei erwischte den 22-Jährigen, nachdem er sich gewaltsam Eintritt in die Wohnung seiner Nachbarin verschafft und begonnen hatte, mit seinen Siebensachen dort einzuziehen. Bereits seit Monaten verfolgte er die 28-jährige Nachbarin. Er freilich sah darin alles andere als Stalking: Sie sei seine Verlobte und beide wollten bald für immer zusammenleben, erklärte er den Polizisten. Jetzt saß er im Kittchen und wartete auf seinen Prozess.

Dort bekamen die Verantwortlichen Zweifel an seiner geistigen Verfassung. Sie schickten ihn zur medizinischen Abklärung. Die Nachbarin und er seien spirituell wie durch einen Zaubertrank verbunden, erzählte der junge Mann in der Klinik. Davon war er überzeugt, umso mehr, als er in scheinbar unbedeutenden Handlungen und Gesten der Frau unumstößliche Beweise ihrer Zuneigung erkannt zu haben glaubte. Gelegentlich war er unruhig, beugte seine Muskeln oder nahm bestimmte Posen ein. Seine Stimme war manchmal laut und klang gepresst.

Auch meinte er, dass andere Menschen seine Gedanken lesen könnten. Er hatte versucht, die Gedankenleser in flagranti zu ertappen, indem er unvermittelt seinen Gedankengang wechselte. Sein Sprachgedächtnis war beeinträchtigt, er beschrieb bizarre Träume und Déjà-vu-Erlebnisse. Der 22-Jährige schien dies alles für normal zu halten. Er betrachtete sich selbst als gesund. Die Ärzte hingegen stuften seine Symptome als paranoide Psychose ein.

Zudem litt der Mann seit fünf Jahren an einer Epilepsie, die medikamentös behandelt wurde. Bisher hatte er alle drei bis vier Monate einen Krampfanfall gehabt; in den Monaten vor dem Einbruch waren die Anfälle jedoch häufiger vorgekommen, etwa alle zwei Wochen. Gegen seine Psychose bekam er ein entsprechendes Medikament. Daraufhin wurde alles nur noch schlimmer.

Mit der Auflage, eine Therapie zu machen, verurteilten ihn die Richter, und er kam erneut ins Krankenhaus. Eventuell, dachten die Ärzte, litt der Verurteilte an einer sogenannten Temporallappen-Epilepsie. Diese geht vom Schläfenlappen des Gehirns aus; es ist die häufigste Epilepsieform bei Erwachsenen. Dabei kann es zu Déjà-vu-Erlebnissen, Halluzinationen oder stereotypen Bewegungen kommen. Manchmal sind die Anfälle mit Sprachstörungen oder psychischen Störungen verbunden, denn der Schläfenlappen spielt eine Rolle bei der Entstehung von Gefühlen und dem Deuten von Erlebnissen. Ursache solcher Epilepsien kann in seltenen Fällen ein Hirntumor sein.

Um sicherzugehen, schickten die Ärzte den Mann in den Kernspintomografen – das war sein Glück. Der Verurteilte hatte keinen Tumor, aber eine angeborene, große Gefäßfehlbildung im linken Schläfenlappen. Eine Arterie und eine Vene waren dort – ohne den Umweg über die feinen Kapillaren zu nehmen – »kurzgeschlossen« und drückten auf das Hirn. Solche arteriovenösen Fehlbildungen können Beschwerden wie epileptische Anfälle, Kopfschmerzen oder Blutungen verursachen.

Nachdem der 22-Jährige passende Antiepileptika erhielt, löste sich seine Psychose in Luft auf, weitere Anfälle blieben aus. Die Gefäßfehlbildung wurde verödet, und der vermeintliche Verbrecher zeigte keinerlei Neigung zum Stalking mehr.

Bis zum Mai 2012 war alles in Ordnung gewesen. Dann, nach einem fieberhaften Infekt, setzten die Kopfschmerzen ein. Das Mädchen konnte sich auch nicht mehr gut konzentrieren und reagierte zunehmend gereizter. Im Lauf des nächsten Monats gesellten sich weitere Symptome hinzu. Sie hatte nun auch noch üblen Mundgeruch, schlief schlecht, bekam Weinanfälle oder war teilnahmslos. Ihre schulischen Leistungen sackten ab, sie verlor Gewicht, klagte über Verstopfung und aufgeblähten Bauch. Das wohl Schlimmste aber waren die Halluzinationen, unter denen das Mädchen immer stärker litt: Sie sah zum Beispiel Menschen aus dem Fernsehgerät kommen, die sie verfolgten.

Psychiater und Kinderärzte gingen allen möglichen Verdachtsdiagnosen nach – Infektionen, Autoimmunerkrankungen, Hirntumor, Epilepsie, Stoffwechselstörungen –, fanden aber keine plausible Erklärung. Die einzigen Befunde waren leicht erhöhte Werte bei den Schilddrüsen-Antikörpern, eine milde Blutarmut mit Eisenmangel und ein etwas erhöhter Calprotectin-Wert im Stuhl, was zu einer Darmentzündung passen würde.

Eineinhalb Jahre lang folgte Hospitalisation auf Hospitalisation. Die inzwischen 14-Jährige zeigte Ängste, delirierte, bewegte sich unkoordiniert, sprach langsam, hatte paranoide Gedanken und anderes mehr. Die Medikamente, welche die Ärzte ihr versuchsweise dagegen verordneten, halfen nicht. Mittlerweile hatte sie 15 Prozent ihres Gewichts verloren.

Schließlich riet eine Ernährungsberaterin versuchsweise zur glutenfreien Diät – obschon aufgrund der diversen Tests zuvor nicht anzunehmen war, dass der Teenager Gluten nicht verträgt.

Der Erfolg dieser Diät aber war phänomenal: Innerhalb von einer Woche besserten sich sowohl die psychischen als auch die körperlichen Symptome dramatisch. Gelegentlich kam es vor, dass das Mädchen versehentlich etwas Glutenhaltiges verspeiste, was innerhalb von vier Stunden prompt zu den bekannten psychischen Symptomen führte. Nach zwei bis drei Tagen verschwanden die Beschwerden dann wieder.

Um sicherzugehen, unternahmen die Ärzte nun einen Versuch: Sie gaben der Patientin jeweils 15 Tage lang Kapseln mit glutenfreiem Reis- oder aber glutenhaltigem Weizenmehl. Weder sie selbst noch das Mädchen wussten jedoch, welche Kapseln welches Mehl enthielten. Als der Teenager die Reismehl-Kapseln einnahm, geschah nichts. Doch als es begann, die Pillen mit Weizenmehl zu schlucken, kehrten bereits am zweiten Tag alle Symptome wieder. Nun waren auch die Ärzte überzeugt. Seitdem ernährt sich das Mädchen glutenfrei. Es nimmt keine Psychopharmaka mehr, hat mittlerweile den Sekundarschulabschluss gemacht und hatte keine psychotischen Episoden mehr.

Bis vor wenigen Jahren wäre die junge Patientin wohl als »psychotisch« behandelt worden, mutmaßten die Autoren dieses Berichts. Denn lange brachten Ärzte Gluten, das Klebereiweiß in Weizen und anderen Getreidearten, nur mit zwei Erkrankungen in Verbindung: mit der Zöliakie und mit der Weizenallergie. Für beide gibt es diagnostische Tests. Nun wird eine dritte Erkrankung immer populärer, bei der diese Tests aber nichts anzeigen: die Nicht-Zöliakie-Glutensensitivität (NCGS). Während die Fachwelt noch diskutiert, ob es sich dabei wirklich um eine Krankheit handelt, steht das für viele Laien längst fest: In einer britischen Umfrage etwa waren 13 Prozent der Befragten überzeugt, dass Gluten ihnen Beschwerden bereitet.

Die Diagnose der Nicht-Zöliakie-Glutensensitivität ist jedoch schwierig. Denn erstens gibt es bisher keinen diagnostischen Test. Zweitens sind die Symptome diffus: Bauchweh, Übelkeit, Durchfall, Verstopfung, Kopfweh, Aphthen im Mund, Muskelschmerzen, Kribbeln in Händen und Füßen, »vernebeltes Gefühl«,

Hautausschlag, Gelenkschmerzen, Depression oder Müdigkeit – all das kann Zeichen einer NCGS sein, könnte aber auch auf manches andere hindeuten.

Auch wie viele Menschen NCGS haben, ist unbekannt. Manche Studien sprechen von 0,5 Prozent Betroffenen, andere von 6 Prozent.

Sorgen macht den Fachleuten aber nicht nur die schwierige Diagnose, sondern auch die wachsende Zahl derer, die sich selbst diagnostizieren und glauben, sie würden dieses oder jenes Lebensmittel nicht vertragen. Weil sie viele Nahrungsmittel unnötigerweise meiden, enden manche von ihnen mit schwerem Eisen- oder Vitaminmangel.

Zucker im Keller

Erst verlor er seinen Job als Entwicklungshelfer in Afrika, dann begannen die Anfälle. Mehrmals pro Woche fuchtelte der 52-jährige Mann plötzlich mit den Armen und Beinen herum. Während dieser Episoden, die manchmal über zwei Stunden dauerten, war er nicht ganz bei sich. Zwischendurch schrie er und verhielt sich aggressiv – nachher erinnerte er sich an nichts.

Weder Neurologen noch Psychiater konnten sich darauf einen Reim machen. Die Hirnströme des Patienten, die während einer solchen Phase aufgezeichnet wurden, waren normal. Auch seine Laborwerte lieferten zunächst keinen Hinweis. Zehn Monate verbrachte der Patient in psychiatrischen Kliniken, danach folgte eine ambulante Psychotherapie. Trotzdem bekam er die Anfälle nun öfter, inzwischen fast zweimal täglich.

Schließlich kam er wegen einer acht Stunden dauernden Attacke in das Universitätskrankenhaus Utrecht. Ruhelos fuchtelte er herum, schlug zwischendurch Menschen, die ihm zuschauten, und spuckte ihnen ins Gesicht. Bei der genauen Untersuchung fiel den Ärzten der leichte Muskelschwund an seinen Händen auf. Außerdem erwähnte der Patient, dass er seit Beginn der Anfälle vor mehr als zweieinhalb Jahren zunehmend Gefühlsstörungen, Taubheitsgefühle und Krämpfe in den Händen hatte.

Anderntags, bei einer erneuten Attacke, ließen die Ärzte seinen Blutzuckerwert bestimmen: Er betrug 1,7 (Millimol pro Liter Blut). Normal sind mindestens 2,2. Das war der Grund für das absonderliche Verhalten des Mannes: Unterzuckerung. Als die Ärzte ihm Glucoselösung verabreichten, hörte der Anfall sofort auf.

Sauerstoff und Glucose sind die wichtigsten Energiequellen für das Hirn. Sinkt der Blutzucker stark ab, fängt das Denkorgan an zu reagieren. Denn eine schwere Unterzuckerung beeinträchtigt die Hirnfunktionen: Sehstörungen, Verwirrtheit, Stimmungsschwankungen, Konzentrations- oder Sprachstörungen können die Folge sein. Im schlimmsten Fall kommt es zu Krampfanfällen und zum Koma. Schuld daran ist nicht nur der Energiemangel, sondern auch eine verminderte Produktion von Nervenbotenstoffen.

Im Gegensatz zu seinem niedrigen Blutzucker war der Insulinspiegel des Patienten viel zu hoch. Verursacht wurde das von einem Tumor, einem Insulinom. Normalerweise produzieren sogenannte Beta-Zellen in der Bauchspeicheldrüse das Insulin, das nach dem Essen ausgeschüttet wird. Dieses Hormon beschleunigt die Blutzuckeraufnahme in Leber-, Muskel- und Fettzellen und senkt so den Zuckerspiegel im Blut.

Das Insulinom des 52-Jährigen stellte zu viel Insulin her und schüttete dieses teils in Schüben aus. Je größer der Tumor wurde, desto mehr Insulin sonderte er ab. Das überforderte die hormonellen Gegenspieler des Insulins, allen voran das Hormon Glucagon. (Es erhöht den Blutzuckerspiegel.) So litt der Mann anfallsweise an massiver Unterzuckerung – mit entsprechenden Folgen für sein Gehirn.

Dass die Ärzte zuerst ratlos sind, kommt bei den seltenen Insulinomen oft vor. Rund 15 Monate vergehen im Durchschnitt bis zur richtigen Diagnose, wie eine rückblickende Auswertung an der Universität Berlin ergab. Ein Teil der Betroffenen wird zunächst sogar falsch behandelt, zum Beispiel auf Epilepsie.

Die Unterzuckerung schadet nicht nur dem zentralen Nervensystem, sondern auch den Nerven in der Peripherie. Das war der Grund für die Gefühlsstörungen und den Muskelschwund an den Händen des Kranken. Nachdem Chirurgen das Insulinom entfernt hatten, schritt diese periphere Nervenerkrankung nicht weiter fort. Und die lange Zeit unerklärlichen Anfälle des Mannes hatten endlich ein Ende.

Ein kleines Organ spielt verrückt

Die Stimmen folgten der 15-Jährigen überall hin. Sie waren fordernd und irritierend, flüsterten ihr zum Beispiel ein, auf welche Arten sie sich das Leben nehmen könnte: »Geh in die Küche und nimm ein Messer!«, befahlen sie beispielsweise. Angeblich hatte der Teenager bereits mitten in der Nacht versucht, sich aus dem Haus zu stehlen, um sich zu erstechen.

In den letzten Wochen ließ das Mädchen auch immer wieder Mahlzeiten aus oder übergab sich absichtlich nach dem Essen. Denn die Stimmen sagten, Essen sei schlecht. Dick und hässlich fühle es sich, und am liebsten wäre es gar nicht mehr da, vertraute das traurige Kind schließlich einem Arzt an. Es hatte sich mit einem Ohrring geritzt. An den Handgelenken und am Bauch trug es oberflächliche Schnittspuren. Mit über 80 Kilo Gewicht bei einer Größe von 1,66 Meter war sie tatsächlich übergewichtig.

Aber das erklärte nicht, wieso die 15-Jährige neuerdings halluzinierte. Was war in dieses Mädchen gefahren?

Bis vor acht Wochen schien sie psychisch völlig normal. Dann aber klagte sie über Kopfweh, Herzklopfen, Durst und Durchfall. Ihr Blutdruck war zu hoch, und ihr Herz schlug viel zu schnell. Was äußerlich am meisten auffiel: Ihre Augen traten immer stärker hervor.

All das lenkte den Verdacht auf die Schilddrüse: Sie gab viel zu viel Hormone ab, wie die Laborwerte zeigten. Die kleine Drüse im Hals war jedoch nur »ausführendes Organ«.

Dahinter steckte nämlich das Immunsystem: Abwehrzellen, die eigentlich Erreger bekämpfen sollen, produzierten bei dem Teenager Antikörper, die sich gegen die Schilddrüse richteten. Sie stimulierten die Drüse zur ständigen Hormonabgabe. Diese vom Immunsystem ausgelöste Entzündung bewirkt bei der Morbus Basedow genannten Erkrankung auch, dass das Gewebe hinter den Augäpfeln anschwillt – die Patienten bekommen Glubschaugen.

Um die Schilddrüse zu bremsen, gaben die Ärzte dem Mädchen ein Medikament. Kurz danach begannen die erwähnten psychischen Probleme, gegen die es jetzt zusätzlich ein angstlösendes Mittel und eines gegen psychotische Symptome wie das Stimmenhören bekam. Das half zwar gegen die Halluzinationen und die Suizidabsichten, verhinderte jedoch nicht, dass der Teenager nun überreligiös wurde und sich Gott hingeben wollte – zugleich aber von daheim ausriss, um einen wildfremden Mann zu daten, den es im Internet »kennengelernt« hatte. Die Polizei griff das erschöpfte Kind anderntags auf. Nun musste Abhilfe her, und zwar rasch, bevor sich der Teenager in noch größere Schwierigkeiten brachte.

Angststörungen und Depressionen gehen häufig mit einer Schilddrüsenüberfunktion einher, auch Stimmungsschwankungen, Hyperaktivität, nachlassende Schulleistungen und erhöhte

Risikobereitschaft kommen bei Kindern mit dieser Erkrankung vor. Psychotische Symptome aber sind selten.

Trotzdem vermuteten die Ärzte, dass die Schilddrüse das Mädchen in die Misere gebracht hatte. Denn die psychischen Symptome hatten just dann begonnen, als das Medikament die Hormonspiegel zu senken begann. Zu diesem Zeitpunkt werden manche dieser Patienten psychisch verletzlicher. Das sprach für eine »thyreotoxische Psychose«, also eine Psychose aufgrund einer »Vergiftung« durch die Schilddrüse.

Um dem Mädchen zu helfen, entfernten Chirurgen die Schilddrüse komplett (was bedeutet, dass die Patientin nun zeitlebens Schilddrüsenhormone einnehmen muss). Kurz darauf war der Teenager wieder wie früher.

Vergessene Pediküre

Tumoren im Hirn können unterschiedlichste Symptome hervorrufen. Manchmal deuten auch zu lange Zehennägel darauf hin, dass etwas im Kopf nicht stimmt.

Wie viele Stunden sie auf dem Klo gesessen hatte, konnte die 77-jährige Frau nicht sagen. Aber es muss ziemlich lang gewesen sein: Als die Ärzte sie untersuchten, sahen sie auf dem Gesäß und den Beinen der alten Dame den Abdruck der Klobrille.

Seit rund zwei Monaten hatte sie darüber geklagt, dass ihr linkes Bein so steif sei. Sie konnte deshalb nur noch mit Mühe aus dem Auto aussteigen. Außerdem seien ihre Zehennägel viel zu lang und müssten unbedingt geschnitten werden, fand die Seniorin – nur vergaß sie dauernd, dies zu tun. Eine ihrer Pupillen war etwas stärker erweitert als die andere, die Waden- und Fußmuskeln links hatten minimal weniger Kraft als diejenigen rechts, und im Bereich der Lendenwirbelsäule bestand ein leichtes Wirbelgleiten – in den Augen des Arztes, der sie untersuchte, keine Befunde, die zur Sorge Anlass gaben. Er empfahl der Patientin Übungen für den Rücken und ermahnte sie, ihre Zehennägel zu schneiden – was sie wieder nicht tat. Aber das stellte sich erst etwa einen Monat später im Krankenhaus heraus.

Dorthin kam die 77-Jährige, nachdem ihr Sohn sie den ganzen Tag telefonisch nicht hatte erreichen können. Als er nach seiner Mutter schauen ging, fand er sie auf dem Klo sitzend vor. Sie kam nicht mehr von dort weg. Außerdem sprach sie leicht verwaschen und antwortete sehr bedächtig. Als Notfall wurde die Seniorin nun in den Computertomografen geschoben. Die CT-Bilder offenbarten den Grund für ihre Beschwerden. Schuld daran war ein über sechs mal vier Zentimeter großer Tumor der Hirnhaut, ein Meningeom.

Etwa 20 bis 25 Prozent der Geschwülste im Schädelinneren sind (meist gutartige) Meningeome. Werden sie zu groß, drücken sie auf das Gehirn und führen zu verschiedensten Symptomen. Häufig sind das Kopfschmerzen oder epileptische Anfälle. Je nachdem, auf welchen Bereich des Gehirns der Tumor drückt, kann er zum Beispiel Sprachstörungen oder Persönlichkeitsveränderungen auslösen, aber auch Gliederschwäche.

Bei der 77-jährigen Frau entfernten Chirurgen die Geschwulst. Danach konnte sie reden und ihr Bein gebrauchen wie bisher. Mehr noch: Peinlich genau kümmerte sich die Seniorin wieder um ihre Körperpflege, samt den Zehennägeln.

Wenig Hirn, aber viel Grips

Wenn man zu viel im Kopf hat, ist das oft unangenehm. Mit wenig im Kopf lebt es sich dagegen erstaunlich gut. Das sahen die Ärzte an einem 55-jährigen LKW-Fahrer. Er war mit seinem Fahrzeug gegen einen Baum gefahren. Sicherheitshalber durchleuchteten sie nach dem Unfall sein Gehirn im Computertomografen. Und sahen großenteils – nichts.

Normalerweise füllt das Gehirn den Schädel aus. Es sieht ungefähr aus wie eine Walnuss: außen die harte Schale, innen Hirn. Bei diesem – bis zum Unfall gesunden – Mann jedoch befand sich das Denkorgan lediglich in der hinteren Hälfte des Schädels. Wo sonst vorn und seitlich unter dem Schädelknochen die Stirn- und Schläfenlappen des Hirns sitzen, war bei ihm nur Gehirnwasser.

Noch weniger sahen die Ärzte eines 44-jährigen Patienten in Südfrankreich, als sie die MRI-Bilder seines Hirns betrachteten: Die mit Flüssigkeit gefüllten (und auf dem MRI-Bild schwarz erscheinenden) Hirnkammern waren bei ihm riesig geweitet, sein Denkorgan hingegen war nur als schmaler Saum unter dem Schädelknochen zu erkennen.

Der Mann hatte zwar einen niedrigen Intelligenzquotienten von 75 – erzielte diesen aber mit lediglich einem Zehntel der üblichen Hirnmasse. Trotz dieses Befundes führte er ein unauffälliges Leben, war verheiratet und hatte zwei Kinder.

Das zeigt, zu welchen Anpassungsleistungen das Gehirn fähig ist, falls der Schaden noch im Mutterleib oder kurz nach der Geburt eintritt. Dann können verbleibende Nervenzellen den Ausfall wettmachen. Ein Mädchen in den Niederlanden, dem im Alter von drei Jahren wegen einer nicht behandelbaren Epilepsie eine Hirnhälfte operativ entfernt wurde, sprach mit sieben Jahren fließend zwei Sprachen – obschon der Teil ihres Gehirns, in dem die Sprachregion saß, fehlte.

Verblüfft waren die Hirnforscher auch ob einer Zehnjährigen in Deutschland. Nicht nur weil sie »geistreich, charmant und intelligent« ist, sondern weil sie normal sieht. Und damit die Lehrmeinung widerlegt. Die Nervenfasern, die die Netzhaut des linken

Auges zur Nase hin versorgen, ziehen normalerweise hinüber in die rechte Gehirnhälfte. Jene des rechten Auges ziehen in die linke Hirnhälfte. Da das zehnjährige Mädchen aber von Geburt an keine rechte Hirnhälfte besitzt, wäre zu erwarten gewesen, dass es auf dem linken Auge auch nur ein halbes Sehfeld hat, nach dem Motto: Wo kein Kabel ist, kann auch kein Bild entstehen.

Das aber ist nicht der Fall. Die linke Hirnhälfte hat bei dem Kind kurzerhand Funktionen der rechten übernommen. Bis auf eine leichte Schwäche der linken Seite entwickelt sich das Kind normal, besucht die Schule und fährt sogar Rollerskates.

Bei Patienten, die erst im hohen Alter, etwa durch einen Schlaganfall, eine schwere Schädigung von Nervenzellen erleiden, ist eine solch große Anpassungsfähigkeit des Gehirns leider nicht zu erwarten. Das geht nur, solange das Gehirn noch jung ist. Bei der eben erwähnten Zehnjährigen stoppte das Wachstum der rechten Hirnhälfte vor der siebten Embryonalwoche. Bei dem 44-Jährigen wurde das Hirn ebenfalls bereits im Mutterleib oder während der frühen Kindheit geschädigt. Trotzdem konnte er Beamter in einer Steuerbehörde werden.

Freizeitfallen

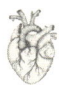

Aus Spiel wird allzu leicht Ernst. Gewusst wie ruinieren Luftballons die Lungen, Spielperlen führen zu Krämpfen, und ein guter Witz in geselliger Runde lässt Zuhörer ohnmächtig zusammensinken. Sein Freizeitvergnügen sollte man deshalb sorgsam wählen.

Neues Spiel, neues Leid

Die ersten Berichte tauchten Anfang der 1990er Jahre auf: Krampfanfälle, entzündete und schmerzende Sehnen, Nackenschmerzen – ja sogar von unfreiwilligem Einnässen und Einkoten bei Kindern berichteten besorgte Mediziner. Anfang des neuen Jahrtausends folgten weitere Fallbeschreibungen. Ein Achtjähriger bekam binnen einer halben Stunde eine Blase in der Mitte der rechten Handfläche. Andere klagten über wunde Daumen oder ein Geschwür an der Handinnenfläche, das 14 Tage zum Abheilen brauchte und eine Narbe hinterließ. Auch vor Ärzten machte die neue Krankheit nicht Halt. So erwachte der 29-jährige Mediziner Julio Bonis eines Morgens mit heftigen Schmerzen. Eine Sehne im Bereich seiner rechten Schulter hatte sich entzündet.

Bald wurden die Berichte dramatischer: Riss einer Daumenstrecker-Sehne. Oberschenkelbruch mit Kniescheiben-Luxation und Verletzung eines Bandes bei einem 16-Jährigen. Am schlimmsten aber erwischte es eine 55-jährige Frau. Mit Schmerzen im linken Brustkorb stellte sie sich beim Arzt vor. Dort fiel ihre hohe Atemfrequenz von 24 Atemzügen pro Minute auf (normal sind bei Erwachsenen 14 bis 16). Die Diagnose war nach Abhören mit dem Stethoskop, Abklopfen des Brustkorbs und Röntgen schnell gestellt: Zwischen dem hauchdünnen Lungen- und dem Rippenfell hatte es geblutet, die linke Lunge wurde durch das Blut zusammengedrückt. Insgesamt 1250 Milliliter Blut liefen durch die sofort gelegte Drainage ab.

Der Grund für ihre Kurzatmigkeit: Die 55-Jährige hatte sich mit der Nintendo-Wii-Spielkonsole vergnügt und virtuell Tennis gespielt. Dabei trägt der Spieler ein rund 200 Gramm schweres Gerät am Arm, das seine Bewegungen registriert. Im Eifer des Gefechts war die Spielerin gegen die Kante des Sofas geprallt. Der 29-jährige Arzt hingegen war ein Opfer von virtuellem Übertraining.

Anhand der Verletzungsberichte lässt sich die Entwicklung der Nintendo-Spiele nachvollziehen. (Die allererste »virtuelle« Erkrankung übrigens waren weder Wiiitis noch Nintendinitis, sondern der Atari-Finger.) Überlastungsschäden an Sehnen und Händen rührten unter anderem vom Spiel »Tauziehen« (Tug of War) her, wenn die Spieler den Joystick oder die Tasten der Spielkonsole heftig bearbeiteten. Unnatürliche Kopfhaltungen beim Starren auf den Gameboy führten zu Nackenschmerzen, die Krampfanfälle wurden durch schnell flackernde Bilder beim Spiel »Super Mario Brothers« ausgelöst. Und zum Einnässen kam es, weil sich die Kinder nicht rechtzeitig losreißen konnten. Dieses Problem heilte ohne Arzt – nach einer guten Woche hatten die jungen Spieler gelernt, den »Pause«-Knopf zu drücken.

Mit dem Aufkommen der Apps entstanden weitere, bislang unbekannte Krankheiten. Im Jahr 2014 beschrieb ein Fachbericht erstmals die »WhatsAppitis«. Wieder war eine Ärztin betroffen. Sie hatte über Weihnachten Notfalldienst und verbrachte mindestens sechs Stunden damit, auf ihrem Smartphone Nachrichten zu

beantworten. Dabei waren ihre Daumen in ständiger Bewegung –
mit dem Ergebnis, dass sie morgens beim Erwachen Schmerzen in
beiden Handgelenken hatte: Ihre Daumenstreckersehnen waren
rechts und links entzündet. Die verordnete Therapie bestand aus
Schmerzmittel und Smartphone-Abstinenz. Sie brachte jedoch
nur teilweisen Erfolg, weil die Patientin sie nicht ganz befolgte.
Bereits an Silvester musste sie wieder Nachrichten verschicken.

Perlen, made in China

Wer im Wissen um die Gefahren von Videogames lieber auf Mur-
meln und Perlen ausweicht, sei gewarnt.

Das Weihnachtsgeschenk war toll: bunte Plastikperlen, in
einem Behälter hübsch nach Farben geordnet. Damit konnte das
Kind auf einer Platte Muster oder Figuren legen. Besprühte man
die, laut Werbung, »magischen Perlen« mit Wasser, verklebten sie
miteinander. Die australische Spielzeugvereinigung erhob das neue
Spielzeug zum »Spiel des Jahres 2007«; das US-Magazin *Toy Wishes*
lobte die Kügelchen als »eines der innovativsten Activity-Sets« und
setzte es auf die Liste der zwölf besten Spiele 2007.

Das Spielzeug war nicht nur innovativ, es schmeckte auch gut,
wie das siebenjährige Kind bald herausfand. Gelutscht erinnerten
die Perlen an den feinen Geschmack von Marzipan. Etwa 80 Stück
schluckte das Kind, in der Annahme, die Kügelchen eigneten sich
nicht nur zum Figurenlegen, sondern auch zum Essen.

Das war ein fataler Fehlschluss. Die Sanitäter brachten das
Mädchen mit Atemstillstand und lebensgefährlich langsamem
Herzschlag in die Notaufnahme. Dort glückten die Wieder-
belebungsmaßnahmen. Trotzdem musste die Siebenjährige knapp
einen Tag lang maschinell beatmet werden.

Anfangs vermuteten die Ärzte eine oder mehrere Perlen in den

Luftwegen der kleinen Patientin. Doch bei der Inspektion mithilfe eines Endoskops fanden sie nichts. Aufschlussreicher war die chemische Analyse der Perlen, die noch im Mund der Siebenjährigen entdeckt worden waren. Die bunten Kugeln enthielten 1,4 Butandiol (BDO), eine Chemikalie, die zur Herstellung bestimmter Kunststoffe dient, etwa für Stoßstangen, Inlineskate-Rollen oder Elasthan. Auch für die Produktion von Reinigungs- und Lösemitteln wird BDO benötigt. Im Körper allerdings wird es – genau wie ein körpereigener Nervenbotenstoff – zu Gamma-Hydroxybuttersäure abgebaut. Eigentlich sollte der Körper also an die Substanz gewöhnt sein.

Bei winzigen Dosen ist er das auch. In hohen Konzentrationen aber ist Gamma-Hydroxybuttersäure besser bekannt als »flüssiges Ecstasy«. GHB, so die Abkürzung, war ursprünglich ein Narkosemittel. Geringe Mengen davon wirken entspannend und lösen Glücksgefühle aus. Größere aber führen zum Erbrechen, verursachen Krämpfe oder bringen den Konsumenten binnen 10 bis 20 Minuten ins Koma.

Eigentlich hätten die »magischen Perlen« nicht 1,4 Butandiol enthalten sollen, sondern das chemisch eng verwandte, aber ungiftige 1,5 Pentandiol. Doch das war teurer als Butandiol. So griff der chinesische Hersteller zur preiswerteren Lösung – und verursachte damit mindestens sechs Vergiftungen bei Kindern in Australien, Nordamerika und England.

Mundgeruch von der Plastikpistole

Seit sie sich erinnern konnte, hatte sie Mühe mit dem Schnaufen. Das Asthma, das die Ärzte bei ihr diagnostiziert hatten, war trotz Medikamenten nicht in den Griff zu bekommen. Außerdem litt die inzwischen 40-jährige Frau schon lange an üblem Mundgeruch.

Im Verlauf der letzten Monate waren ihre Beschwerden jedoch schlimmer geworden. Deshalb ließ sich die Patientin im Computertomografen untersuchen. Auf den Bildern war eine Engstelle in der Luftröhre, unterhalb des Kehlkopfs, zu sehen.

Daraufhin schauten Hals-Nasen-Ohren-Spezialisten mit einem Endoskop hinein. Und sahen an der besagten Engstelle mitten in der Luftröhre ein komisches Gewebe, an dem die Luft nur links und rechts vorbeiströmen konnte. Als sie es herausgeholt hatten, war die Überraschung groß. Es handelte sich um das Projektil einer Kinder-Spielzeugpistole, die in den 1960er Jahren produziert worden war. Nachdem es mehrere Jahrzehnte in der Luftröhre verbracht hatte, war das Plastikteil mittlerweile von schmierigem Belag überzogen.

Für die Patientin verlief der kurze Eingriff überaus erfolgreich. Sie war danach nicht nur ihr vermeintliches Asthma los, sondern auch ihren Mundgeruch. Wie lange das Geschoss genau in ihrer Luftröhre gesteckt hatte, war nicht zu eruieren. Die 40-Jährige konnte sich jedenfalls nicht erinnern, jemals ein Plastikprojektil in ihren Hals bekommen zu haben.

Nierenschaden vom Schrottplatz

Die Kinder nach draußen zum Spielen zu schicken ist – je nach Umgebung – leider auch nicht unbedingt empfehlenswert.

Seit sechs Tagen ging es dem Jungen richtig schlecht: Bauchweh, Erbrechen, Durchfall und Spuren von Blut im Urin. Der Hausarzt des Zehnjährigen hatte es schon erfolglos mit Medikamenten versucht – darunter ein krampflösendes, etwas gegen Durchfall und ein Antibiotikum.

Bei der Ultraschalluntersuchung fielen den Ärzten im britischen Nottingham die geschwollenen Nieren des Knaben auf. Auch der

Kreatininspiegel, ein Laborwert, der die Nierenfunktion anzeigt, war viel zu hoch. Im Nierengewebe lief eine Entzündung ab. Das zeigte sich bei der Untersuchung einer Gewebeprobe unter dem Mikroskop.

Der junge Patient bekam ein entzündungshemmendes Medikament, woraufhin sein Kreatininwert leicht sank. Leider nur kurz. Zwei Wochen später hatte er Zeichen einer Harnvergiftung. Seine Nieren arbeiteten zu wenig. Der Zehnjährige erbrach wieder, und der Kreatininspiegel war noch höher als zuvor. Deshalb wurde mit der Blutwäsche begonnen.

Nach rund einem Monat war den Medizinern klar, was dem Knaben an die Nieren gegangen war. Zu diesem Zeitpunkt waren die IgM-Antikörper gegen Hantaviren, die sich anfangs nicht nachweisen ließen, deutlich angestiegen. Antikörper werden in verschiedene Klassen unterteilt. Das sogenannte IgM (Immunglobulin M) wird beim Erstkontakt mit einem Erreger gebildet. Der Zehnjährige hatte sich also mit Hantaviren angesteckt.

Verbreitet sind Hantavirus-Erkrankungen in Asien und Südamerika. In Europa kommen sie vergleichsweise selten vor; pro Jahr erkrankt unter 200 000 Deutschen durchschnittlich einer (Endemiegebiete sind in Baden-Württemberg, Bayern, Niedersachsen und Westfalen). In Großbritannien ist die Infektion noch seltener. Wo hatte der Junge sie aufgelesen?

Vermutlich beim Spielen auf seinem bevorzugten Spielplatz. Die Familie des Knaben lebte in einem Caravan neben einem Schrottplatz. Dort spielte nicht nur der Zehnjährige regelmäßig, sondern auch Ratten. Diese Nager können Hantaviren beherbergen, ohne selbst davon krank zu werden. Mit dem Speichel, dem Kot und dem Urin scheiden infizierte Ratten und Mäuse die Viren aus. Der Mensch steckt sich über Bisse an, beim Einatmen von virenhaltigem Staub oder beim Kontakt mit infiziertem Material.

Typischerweise passiert dies beim Putzen von lange nicht benützten Scheunen oder Abstellplätzen.

Meist gehen Hantavirus-Infektionen unbemerkt vorüber. Ein Teil der Patienten aber erkrankt schwer. Je nach Virustyp zeigt sich das an verschiedenen Organen. Schlägt die Krankheit auf die Lungen (was eher in Nord- und Südamerika der Fall ist), sterben etwa 30 bis 50 Prozent der Patienten am Atemnotsyndrom. Betrifft sie vor allem die Nieren und die Blutgerinnung (was eher in Asien passiert), führt sie bei circa jedem Zehnten zum Tod. In Europa sind schwere Verläufe, die mit lebensbedrohlichen Blutungen einhergehen können, glücklicherweise sehr selten.

Bei dem Zehnjährigen verursachte die Infektion vorübergehend ein akutes Nierenversagen. Nach 17 Tagen Blutwäsche hatten sich seine Nieren so weit erholt, dass sie die Arbeit wieder ohne maschinelle Hilfe bewältigen konnten. Trotzdem war die Nierenleistung bei dem Jungen auch zwei Jahre nach der Infektion noch messbar reduziert.

Die Krankheit des Zauberers

Im letzten Jahr war es immer schlimmer geworden. Kaum strengte er sich an, kam er außer Atem. Und husten musste der 34-Jährige oft, ein trockener, lästiger Husten. Mit seinen Lungen war etwas nicht in Ordnung. Das war schon den Militärärzten aufgefallen, die ihn zehn Jahre zuvor deswegen ausgemustert hatten.

Der Patient lebte gesund: Er spielte in der höchsten Liga Handball und hatte nie geraucht. Trotzdem war sein Lungenvolumen kleiner als erwartet, und wenn er auf Kommando schnell und kräftig ausatmen sollte, ging das nicht so flott wie bei anderen Menschen.

Als die Ärzte zwei Gewebeproben der Lungen untersuchten,

fanden sie darin viele, der Abwehr dienende Fresszellen. Sie hatten sich winzige vieleckige Teilchen einverleibt. Ähnliche Befunde kannten die Mediziner von Bergarbeitern mit Quarzstaub-Lungenkrankheit. Bei der sogenannten Silikose der Bergleute sammelt sich quarzhaltiger Feinstaub in den zarten Lungenbläschen, wo die Sauerstoffaufnahme und die Kohlendioxidabgabe stattfinden. Der Staub ruft eine entzündliche Reaktion hervor, bei der das feine Gewebe der Lungenbläschen durch zäheres Stützgewebe ersetzt wird. Das beeinträchtigt den Gasaustausch.

Dieser Patient aber war kein Bergmann, sondern Buchhalter. Und er hatte ein ungewöhnliches Hobby, das er seit über zehn Jahren pflegte. Er war Zauberkünstler. Seine Spezialität: aufblasbare Luftballons, die sich zu allen möglichen Formen biegen und knicken lassen. Ein Jahr vor der Ausmusterung, 1987, war er bei der Weltmeisterschaft der Magier in dieser Disziplin angetreten. Damals blies er rund 10 000 Latexballons pro Jahr auf. Später steigerte er die Zahl auf etwa 150 000 jährlich.

Nach der Herstellung werden die Ballons innen und außen mit Spuren von Talk bepudert, damit sie nicht miteinander verkleben. So enthielten diese Luftballons Talk – wie Quarz ein silikathaltiges Mineral. Zudem kann Talk in geringen Mengen auch Asbest enthalten. Doch weder die Ärzte noch ihr Patient hielten es für möglich, dass die rund acht Milligramm Pulver, die durchschnittlich an einem Ballon hafteten, eine »Talkose« verursacht haben könnten.

Sie täuschten sich. Im Labor blies der Patient zwei Stunden lang Ballons auf, insgesamt 435 Stück. Messgeräte registrierten die Talkkonzentration in der Luft: Sie erreichte Werte, die durchaus eine Lungenkrankheit hervorrufen können. Auf ärztlichen Rat hin gab der Magier seine Leidenschaft auf und nahm vier Monate lang ein entzündungshemmendes, dem Cortison verwandtes Medikament. Gut ein halbes Jahr später hatte sich seine Lungenfunktion gebessert.

Der lustigste Grund umzukippen

Sollten Film und Fernsehen nun als Freizeitvergnügungen ausscheiden, entscheiden Sie sich möglicherweise für einen Abend unter Freunden. Aber aufgepasst! Wenn Ihre Bekannten Ihnen lieb sind, hüten Sie sich davor, Witze zu machen. Und wenn jemand anderer einen Witz erzählt: am besten gar nicht hinhören. Sonst ergeht es Ihnen womöglich wie einem 56-Jährigen auf Hawaii.

Gründe, um plötzlich kurz bewusstlos zu werden, gibt es viele: weil der Herzschlag aussetzt, bei langem Strammstehen oder weil man zum Beispiel kein Blut sehen kann. (Dann könnte, wie am Kantonsspital Winterthur erprobt, eine Solariumbrille mit Grünfilter helfen.)

Der lustigste Grund aber ist der, den der 56-Jährige erlebte. In geselliger Runde saß er mit Kollegen in einem Restaurant. Während man auf das Essen wartete, erzählte einer einen Witz. Der Mann begann zu lachen, lachte immer mehr, geriet außer Atem vor Lachen – und kippte mit dem Kopf vornüber auf den Tisch. Bewusstlos. Nach einigen Sekunden kam der Mann wieder zu sich. Da er sich gut fühlte, ging man zur Vorspeise über, und der Abend verlief ohne weitere Komplikationen.

Einem 32-jährigen Friseur in den USA passierte dasselbe beim Haareschneiden. Sein Kunde erzählte eine lustige Geschichte, der Coiffeur bekam einen Lachanfall – und lag, ehe er sich's versah, bewusstlos am Boden. Nach einigen Sekunden erwachte er wieder und vollendete die Frisur seines Kunden. Da spätere Untersuchungen weder auf eine Herzerkrankung noch auf andere gesundheitliche Probleme hinwiesen, lautete die Diagnose: Lachsynkope, also eine kurzzeitige Bewusstlosigkeit, ausgelöst durch Lachen.

Beim Lachen erhöht sich der Druck in Bauch- und Brustraum. Dadurch fließt vorübergehend weniger Blut aus dem Körper zum Herzen zurück. In der Folge wird auch das Hirn kurzzeitig weniger durchblutet. Und da es ein Sauerstoff-Großverbraucher ist, kann diese Reduktion durchaus ins Gewicht fallen. (Das Denkorgan macht zwar nur etwa zwei Prozent des Körpergewichts aus, verbraucht aber 15 bis 20 Prozent des Sauerstoffs im Blut, den das Herz pro Minute durch die Adern pumpt.)

Bei einem 63-Jährigen Mann, der schon 20 Jahre lang an Lachsynkopen litt, maßen die Ärzte Blutdruck und Herzfrequenz. Bei ihm stieg der Blutdruck anfangs massiv an und fiel dann, zusammen mit der Herzfrequenz, derart ab, dass ihm schwummrig wurde. Die automatische Gegensteuerung, die für einen möglichst gleichmäßigen Blutfluss sorgen soll, funktionierte bei ihm nicht richtig. Sie hätte zum Beispiel darin bestanden, dass der Herzschlag schneller wird. Die Therapieempfehlung der Ärzte: Er möge weniger herzhaft lachen.

Leider ist von keinem der Patienten bekannt, über welche Witze sie derart lachen mussten. Aber vielleicht ist das besser so. Wer weiß, wie viele Menschen sonst noch bewusstlos umkippen würden.

Wenn Patienten in die Röhre gucken

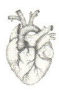

Dass manche TV-Programme schlecht sind, ist unbestritten. Trotzdem sitzen jeden Abend Millionen vor der Glotze – nicht ahnend, welches Risiko für ihre Gesundheit sie damit eingehen.

Verwirrende Abendunterhaltung

Eigentlich dient die amerikanische TV-Sendung *Entertainment tonight*, auf Deutsch »Unterhaltung heute Abend«, dem Vergnügen. Hier erfährt der Zuschauer seit 1981 täglich Neuigkeiten über Celebrities aller Art.

Für eine 45-jährige Zuschauerin jedoch war die Sendung eher Qual denn Unterhaltung. Es war nicht das Programm an sich, das ihr zu schaffen machte. Es war die langjährige Moderatorin, Mary Hart. Sobald Harts Stimme erklang, fühlte sich die Zuschauerin unwohl. Sie spürte einen Druck im Kopf, bekam ein unangenehmes Gefühl im Bereich des Oberbauchs und war verwirrt. Vier Jahre lang ging das so. Nach zwei Jahren gesellten sich, unabhängig vom Fernsehprogramm, plötzliche Blackouts im Alltag dazu.

Schließlich wurden die mysteriösen Episoden detailliert abgeklärt. Die Ärzte spielten der Patientin ein Video der Sendung ohne die Stimme von Mary Hart vor. Dann nur die Hintergrundmusik. Ähnliche TV-Sendungen. Andere Frauenstimmen – nichts geschah.

Kaum aber zeigten sie der 45-Jährigen eine Videoaufnahme von *Entertainment tonight* mit Mary Hart, ging es los: Vom rechten Schläfenlappen ihres Hirns ausgehend bekam die Patientin einen epileptischen Anfall mit Bewusstseinsstörung. Das ergaben die Beobachtung der Patientin vor dem Fernseher und die gleichzeitig abgeleiteten Hirnstromkurven.

Viermal wiederholten die Neurologen den *Entertainment-tonight*-Test, viermal geschah dasselbe. Am Ende waren sie sicher, dass die Patientin nur auf die Stimme der blonden Moderatorin reagierte – mit einer sogenannten audiogenen Epilepsie. Das sind Krampfanfälle, die durch bestimmte Musik, Töne oder Tonhöhen ausgelöst werden. Auch die Schallintensität sowie eine gewisse Konditionierung scheinen eine Rolle zu spielen.

Bekannter sind jene epileptischen Anfälle, die durch flackerndes Licht oder schnell wechselnde Bilder hervorgerufen werden. (Bereits in der Antike testeten manche Sklavenkäufer die Sklaven vor dem Kauf auf Epilepsie, indem sie die Personen auf eine rotierende Töpferscheibe blicken ließen.) Heutzutage treten visuell ausgelöste Anfälle bei entsprechend empfänglichen Menschen zum Beispiel im flackernden Discolicht auf oder bei Videogames.

Weshalb ausgerechnet Mary Harts Stimme den Schläfenlappen der 45-jährigen Frau so aus dem Häuschen brachte, können die Mediziner nicht erklären. Immerhin gab es eine Therapie: zwei Medikamente gegen die Blackouts. Und eine andere Form der Abendunterhaltung.

Horror vor dem Fernseher

Während bestimmte Unterhaltungssendungen also schlecht fürs Hirn sind, können Horrorfilme dem Herz schaden. Das beweist der Fall einer 25-jährigen Grafikdesignerin.

Seit acht Jahren litt die junge Frau an unerklärlichen Anfällen. Kaum klingelte zum Beispiel das Telefon, erschrak sie. Dann hatte sie das Gefühl, als würde es sich in ihrem Kopf drehen, ihr Herz begann heftig zu klopfen, sie bekam Angst, atmete mehr – und verlor das Bewusstsein. Dabei ging manchmal unwillentlich auch Urin ab. Schrillte der Wecker morgens oder erschreckte sie sich sonst über ein unerwartetes Geräusch, folgten diese rätselhaften Attacken. Seltener kamen sie, wenn die Patientin Stress vermied. Zeitweise hatte sie deshalb sogar auf den Schulbesuch verzichtet.

In der letzten Zeit aber waren die Episoden täglich aufgetreten, wenn auch ohne dass sie die Besinnung verloren hatte. Versuche mit antiepileptischen Medikamenten blieben erfolglos, eine Kernspintomografie ihres Hirns erbrachte nichts Neues, ebenso wenig die Ableitung der Herz- und der Hirnstromkurven. Epilepsie oder psychisch bedingt?, fragten sich die Ärzte.

Nun saß die Patientin in einem videoüberwachten Raum in einer Münchner Klinik, angeschlossen an ein EKG- und ein EEG-Gerät, und schaute fern. Es lief ein Horrorfilm. Prompt erschrak sich die Frau. Ihr Herz machte einen Extrahüpfer, dann raste es mit über 200 irregulären Schlägen pro Minute. Das zeigte die Aufzeichnung der Herzströme. Die Patientin schaffte es noch, den Alarmknopf zu drücken, dann verlor sie das Bewusstsein.

Was sich danach vor dem Fernseher abspielte, stand dem Horror im Film in nichts nach: Erst schnaufte die 25-Jährige schnell, dann schnappte sie nach Luft, und schließlich hörte sie für einige Minuten ganz auf zu atmen. Ihre Hirnstromkurve war währenddessen so flach wie bei einem Hirntoten. Glücklicherweise endete dieser Anfall nach knapp drei Minuten, und die Frau kam wieder zu sich.

Als die Ärzte ihr Ruhe-EKG genau betrachteten, fiel ihnen der an einer Stelle leicht verzögerte Erregungsablauf auf. Beim sogenannten langen QT-Syndrom kann es zu einem Anfall mit extrem schnellem, gefährlichem Herzrasen kommen, wie die Patientin ihn gehabt hatte. Das führt insbesondere bei Kindern oder jungen Erwachsenen in manchen Fällen zum Tod.

Schuld daran sind schlecht funktionierende Ionenkanäle. Bei der Erregung des Herzmuskels strömen normalerweise rasch Natrium- und Kalziumionen durch die Kanäle in die Zelle. Dieser Fluss an elektrisch geladenen Teilchen bewirkt die Erregung. Bevor die Herzzelle für die nächste Erregung wieder »aufgeladen« wird, müssen zunächst positiv geladene Kaliumionen aus der Zelle hinaus.

Beim langen QT-Syndrom jedoch verbleiben zu viele positiv geladene Teilchen zu lange in der Zelle. Das kann erneute, zu frühe Erregungen hervorrufen. Im ungünstigen Fall mündet dies in lebensgefährliches Herzkammerflimmern. Gründe für ein solches Leiden sind entweder Gendefekte, Stoffwechselstörungen oder die Nebenwirkungen von Medikamenten.

Die 25-Jährige verdankte ihre schlecht funktionierenden Kaliumionenkanäle einer Erbgutveränderung. Das erklärte, weshalb ihre Schwester an ähnlichen, aber weniger schweren Anfällen litt. Auch sie trug die Genveränderung in ihrer DNA. Die Anfälle der Grafikdesignerin waren also weder psychisch bedingt, noch handelte es sich um eine Epilepsie.

Meist beginnen die Symptome bei dieser Erkrankung während der Kindheit oder im Teenageralter. Oft kippen die Betroffenen bewusstlos um, wenn sie sich aufregen, ins kalte Wasser springen oder sich körperlich besonders anstrengen. Auch Ärger sowie Stress können Attacken auslösen. Gehen die Anfälle mit Zuckungen einher, werden sie manchmal fälschlicherweise als Epilepsie gedeutet. Bei einer bestimmten Unterform der Krankheit löst Erschrecken solche Episoden aus, zum Beispiel weil der Wecker klingelt.

Die 25-jährige Patientin achtete deshalb darauf, so früh zu Bett zu gehen, dass sie morgens keinen Wecker brauchte. Sie bekam Kalium, Magnesium sowie einen Betablocker für ihr Herz und bemühte sich, Stress und unerwarteten Lärm zu vermeiden. Damit kam sie gut über die Runden. Ihre Ärzte trugen ebenfalls einen Teil zur Behandlung bei: Sie verzichteten darauf, die Patientin telefonisch zu kontaktieren, und schickten stattdessen E-Mails.

Eine TV-Show, die an die Nieren ging

Diese Geschichte beginnt mit einer Fernsehshow, und sie endet mit einem Nierenschaden. Mittendrin wird die Frau dem Spezialisten zugewiesen, denn die Nierenwerte der 63-Jährigen haben sich in den letzten Monaten unerklärlicherweise verschlechtert. Bei einer früheren Kontrolle betrug der Kreatininwert in ihrem Blut rund 70 Mikromol pro Liter. Er gibt Auskunft über die Nierenfunktion. Jetzt, acht Monate später, liegt dieser Wert bei 172.

Depression, chronische Verstopfung, Reflux und eine frühere Hirnoperation wegen eines gutartigen Tumors – das sind die Erkrankungen, von denen die Patientin dem Arzt berichtet. Probleme mit den Nieren aber hatte sie bisher nie. Sie nahm weder entzündungshemmende Schmerzmittel, die Nierenschäden verursachen können, noch hat sie Diabetes, der die Nieren kaputt machen kann. Warum diese Organe bei ihr allmählich den Dienst versagen, ist ein Rätsel.

Drei Monate später ist ihr Kreatininwert noch höher, er beträgt jetzt 234. Wenn es so weitergeht, wird es zum Nierenversagen kommen, und die Patientin wird mehrmals pro Woche zur Dialyse müssen. Der Nierenspezialist schlägt vor, eine Gewebeprobe aus einer Niere zu entnehmen. Jetzt wird die Sache klarer: Unter dem

Mikroskop sind im Gewebe Oxalatkristalle zu sehen. Etwa drei Viertel aller Harnsteine bestehen aus solchen Kristallen. Auch der Urin der Patientin enthält mehr als das Vierfache des normalen Gehalts an Oxalsäure.

Oxalsäure entsteht im Körper beim Abbau von bestimmten Aminosäuren und von Vitamin C. Sie stammt aber auch aus der Nahrung und wird über den Darm aufgenommen – umso mehr, je weniger Kalzium und Magnesium der Mensch zu sich nimmt und je mehr oxalsäurereiche Nahrungsmittel er verspeist.

Der Körper kann mit der Oxalsäure nichts anfangen, deshalb wird sie über die Nieren ausgeschieden. Übersteigt die Menge jedoch ein gewisses Maß, können sich dort Oxalatkristalle ablagern und die Nieren schädigen. Genau das war bei der 63-jährigen Frau passiert. Nur: Woher stammten diese Kristalle?

Der Nierenspezialist hatte die Patientin bereits befragt. Reich an Oxalsäure sind zum Beispiel Rhabarber, Spinat, Sauerampfer, Kakao und schwarzer Tee. Doch nichts davon verzehrt die Frau in Unmengen. Erst die beigezogene Ernährungsberaterin findet des Rätsels Lösung: Cashewkerne. Rund 100 bis 150 Gramm davon isst die Patientin täglich, seit sie in einer Fernsehshow gehört hat, dass die kleinen gebogenen Cashews gesund seien und gegen Verstopfung helfen sollen. Tatsächlich brachten sie ihre Verdauung in Schwung, wie sie erfreut festgestellt hatte – weshalb sie diese vermeintlich gesunde und milde Abführmaßnahme beibehielt.

Nüsse und Cashewkerne aber enthalten ebenfalls viel Oxalsäure. Wie die ausführliche Befragung der Frau weiter ergibt, ist ihre Ernährung arm an Kalzium – ein Umstand, der den Nierenschaden vermutlich noch begünstigt hat. Denn Kalzium und Magnesium verbinden sich im Verdauungstrakt mit der Oxalsäure zu Oxalaten, die geradewegs wieder mit dem Stuhlgang ausgeschieden werden. Deshalb ist es ratsam, oxalsäurereiche Nahrungsmittel mit Milchprodukten zu kombinieren, zum Beispiel Rhabarberkompott mit Vanillesauce. So lässt sich die Aufnahme der schädlichen Oxalsäure reduzieren.

Die Kraft der Musik

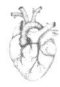

Musik macht Freude. Sie öffnet Herzen – leider manchmal am falschen Ort, wie der Fall eines Blechbläsers illustriert. Und sie kann den Geheimdienst auf den Plan rufen, wie im Fall einer Trommlerin.

Durchs falsche Loch geblasen

Schon seit rund einem Jahr kribbelte es den 17-Jährigen, während er seine Trompete blies, zeitweise auf einer Seite des Gesichts. Etwa eine Stunde später wurden nun plötzlich auch die Muskeln seiner gesamten linken Körperseite für Stunden schwach. Berührungen spürte er während dieser Zeit dort ebenfalls nur schlecht.

Glücklicherweise legten sich die Symptome wieder – bis auf eine leichte Gefühlsstörung in den Fingern und an der Handfläche. Aber diese »Streifung« war so beunruhigend, dass der junge Mann zur Untersuchung ins Krankenhaus kam.

Sein Blutdruck war in Ordnung, das Gehirn ebenfalls. Doch im Herz entdeckten die Ärzte ein kleines Loch. Es stammte noch aus seiner Zeit im Mutterleib. Beim Erwachsenen fließt das Blut von der rechten Herzkammer in die Lunge, reichert sich dort mit Sauerstoff an und durchströmt dann das linke Herz. Von dort fließt es weiter in den restlichen Körper und schließlich in den rechten Herzvorhof zurück.

Beim Ungeborenen aber ist die Lunge noch »arbeitslos«, denn

das Kind wird im Mutterleib über die Plazenta mit Sauerstoff versorgt. Also nimmt das Blut eine Abkürzung: Es fließt über eine schlitzförmige Öffnung in der Wand, die die Herzvorhöfe voneinander trennt, direkt vom rechten ins linke Herz. In den ersten Tagen bis Wochen nach der Geburt verschließt sich dieses sogenannte Foramen ovale. Bei etwa einem Viertel der Menschen bleibt es jedoch ganz oder teilweise offen. So auch bei dem 17-Jährigen.

Meist stört das nicht. Bei dem Trompetenspieler aber schossen kleine Blutgerinnsel durch die Öffnung hinüber ins linke Herz und von dort weiter ins Gehirn. Das zeigte eine spezielle Ultraschalluntersuchung zweier Hirnarterien. Presste der Jugendliche die Lippen zusammen und erhöhte den Druck im Bauch, so wie beim Musizieren, jagten mehr dieser kleinen Gerinnsel durch das Loch.

Normalerweise wären diese Mikroemboli in der Lunge hängen geblieben. So aber gelangten sie bis ins Gehirn und blockierten dort kurzzeitig den Blutfluss. Nachdem die Ärzte das Foramen ovale verschlossen hatten, waren keine Mikrogerinnsel mehr messbar. Der Patient konnte wieder gefahrlos seine Trompete blasen. Trotzdem zog er es vor, nach diesem einschneidenden Erlebnis mit dem Trompetespielen aufzuhören.

Seine – eben erst begonnene – Karriere als Musiker begrub auch ein Teenager in Ohio. Seit zwei Tagen war seine linke Backe schmerzhaft angeschwollen. Deshalb suchte der 13-Jährige einen Arzt auf. Als dieser die vor dem Ohr gelegene Ohrspeicheldrüse massierte, kam schaumiges Sekret aus ihrem Ausführungsgang, der in der Mundschleimhaut gegenüber den ersten oberen Backenzähnen mündet. Das war ein Hinweis auf Luft in der Drüse (die rund ein Achtel des Speichels produziert).

Wie hatte der 13-Jährige es geschafft, Luft dort hineinzubekommen? Ganz einfach: Er lernte, die Tuba zu blasen. Durch den Druck beim Blasen wurde Luft in die Ohrspeicheldrüse gepresst. Glücklicherweise resorbierte der Körper die Luft innerhalb von Tagen einfach. Damit schien der Junge vergleichsweise gut bedient – leider aber nur für einige Monate. Er bekam eine sehr schmerzhafte, chronische Infektion der Ohrspeicheldrüse. Antibiotika halfen nur vorübergehend, und so musste er schließlich unters Messer. Ein Chirurg entfernte die entzündete Drüse. Die Tuba rührte der Junge danach nicht mehr an.

Wenn der Druck steigt

Andere Musiker ließen sich selbst durch schwere gesundheitliche Erschütterungen nicht vom Musizieren abhalten. Ein 38-jähriger Saxofon-Lehrer verspürte plötzlich einen heftigen Schmerz hinter seinem linken Auge. Ihm wurde übel, er bekam Mühe zu sprechen und Worte zu verstehen. Binnen zwei Stunden war seine gesamte rechte Seite schwach.

Bei ihm war die innere Schicht seiner linken inneren Halsschlagader eingerissen, das ergab die Untersuchung. Da sich etwa 90 Prozent der Nervenbahnen im Hirnstamm kreuzen, traten seine Muskelprobleme auf der Gegenseite auf, also rechts. Die linke Gehirnhälfte steuert die rechte Körperseite.

Arterien bestehen aus drei Schichten. Bei der sogenannten Dissektion reißt meist die innerste Schicht ein. Dann strömt Blut in den Raum dazwischen und hebt diese Schicht wie eine Tapete von der Wand ab. Unter Umständen reißt schließlich die ganze Arterienwand. Oder es bildet sich ein Blutpfropf in dem unterspülten Teil, der so dick werden kann, dass er die Arterie verschließt, wie bei dem 38-Jährigen.

Für den Fall, dass ein Arterienzufluss ausfällt, kann das Blut im Hirn notfalls über einen »Kreisverkehr« in die verschiedenen

Arterien fließen. Deshalb beschränkte sich der Schaden bei dem Saxofon-Lehrer auf zwei kleine Hirninfarkte. Er konnte weiterhin arbeiten.

Eine massive Hirnblutung erlebte dagegen ein 60-jähriger Berufstrompeter. Während einer anstrengenden und nervenaufreibenden Übungsstunde bekam der Mann zunehmende Hinterkopfschmerzen. Deshalb musste er die Probe vorzeitig abbrechen. Stunden später erbrach er aufs Heftigste, ihm war schwindlig, und er verlor zeitweise das Bewusstsein. Schuld daran war eine Blutung im Kleinhirn, ausgelöst durch den starken Druck beim Trompeten.

Während er sich musikalisch abmühte, machte der Mann ungewollt immer wieder sogenannte Valsalva-Manöver, benannt nach dem italienischen Arzt Antonio Maria Valsalva. Diese Manöver kennt jeder, der schon einmal versucht hat, mit geschlossenem Mund und zugehaltener Nase auszuatmen. Man macht das Valsalva-Manöver automatisch bei Verstopfung auf dem Klo, beim Tauchen im Schwimmbad und kurzzeitig beim Schnäuzen. Dabei steigt der Druck in Brust- und Bauchraum.

Dieser Druck setzt sich zu Beginn bis in die Hirnarterien und das Innere des Schädels fort. Blechbläser können enorme Drücke produzieren. 25 Kilopascal wurden schon gemessen. (Das entspricht dem Druck, der in 2,5 Meter Wassertiefe herrscht.)

In Kombination mit seinem Bluthochdruck, der vermutlich schon lange bestand und die Arterien geschädigt hatte, war das zu viel: Ein Blutgefäß platzte. Der Profimusiker musste operiert werden und bekam Blutdrucksenker. Derart versorgt, konnte er sein Instrument bald wieder blasen.

Bis zum 5. Dezember 2009 ging es der 24-jährigen Veganerin gut. Dann setzte das Fieber ein, sie schwitzte, und ihre Muskeln schmerzten. Doch das war nur der Anfang. Am Ende sorgten sich mehrere Behörden um ihre Erkrankung, das amerikanische FBI wurde eingeschaltet, 187 Personen wurden befragt, und ein Gemeinschaftszentrum blieb monatelang geschlossen.

Zunächst bekam die Kranke im Lauf der Tage zunehmend Kopfweh, Nacken- und Rückenschmerzen. Übelkeit, Bauchkrämpfe, Erbrechen und etwas Husten gesellten sich dazu. Mitte Dezember kam sie in die Notfallabteilung. In ihrem Körper tobte eine Entzündung, wie das Blutbild zeigte. Auf den CT-Bildern sahen die Ärzte eine massive Flüssigkeitsansammlung und viele geschwollene Lymphknoten im Bauch sowie zwei geschwollene, seltsam veränderte Stellen am Dünndarm.

Um der Sache auf den Grund zu gehen, schauten die Chirurgen direkt nach und entfernten einen Teil des Darms. Die Würmer, die sich darin tummelten, waren das kleinste Teil des Problems. Wie groß die Bescherung war, offenbarte sich an Weihnachten, als das Ergebnis der Blutuntersuchung vorlag: Darmmilzbrand, verursacht durch das Bakterium Bacillus anthracis – ein seltener, schwerer Befund. Dabei kann es zum Darmdurchbruch kommen, zur Blutvergiftung und zum Tod durch Bakteriengifte.

Nun setzte eine fieberhafte Suche ein. Denn »Anthrax« ist auch deshalb gefürchtet, weil diese Erreger schon bei Terroranschlägen zum Einsatz kamen. Vergleichsweise wenige Bakteriensporen können genügen, um Menschen zu infizieren. Zudem sind diese Sporen sehr widerstandsfähig; sie überleben unter Umständen jahrzehntelang in der Umwelt.

Typischerweise erkranken an Milzbrand Tiere. Stecken sich Menschen an, kommt es meist zum Hautmilzbrand, wenn die

Erreger über (kleinste) Wunden in die Haut eindringen. Oder zum Lungenmilzbrand, wenn man sie einatmet. Wohl am ungewöhnlichsten aber war der Weg, den die Bazillen bei dieser Patientin nahmen: Infiziertes, ungenügend gekochtes Fleisch schied bei der Veganerin als Infektionsquelle aus. Des Rätsels Lösung: Musik.

Am Tag, bevor sie erkrankte, hatte die junge Frau zusammen mit anderen gemeinschaftlich getrommelt. Manche Instrumente waren mit Tierhäuten bespannt. Auf zweien davon fanden die Ermittler Anthrax. Mindestens eine dieser Trommeln stammte aus Afrika, wo Bacillus anthracis bei Tieren häufiger vorkommt. Irgendwie schafften es diese Erreger in die Gedärme der 24-Jährigen. Ihr ging es inzwischen so schlecht, dass sie künstlich beatmet werden musste.

Die Gesundheitsbehörden befragten alle, die an dem Trommelkreis beteiligt waren: 84 Personen schienen gefährdet, 37 entschlossen sich, vorbeugend ein Antibiotikum einzunehmen. Sie wollten lieber kein Risiko eingehen, obschon es klein war – immerhin war eine der besagten Trommeln bereits jahrelang regelmäßig im Gebrauch, ohne dass jemand erkrankt war. Das Gemeinschaftszentrum wurde desinfiziert, die verseuchten Trommeln vernichtet.

Bekannt wurde die »Bongotrommel-Krankheit« erstmals 1974, als eine Frau in Haiti mit Ziegenfell bespannte Bongos kaufte – und Milzbrand am Auge bekam. Es können aber auch andere Trommeltypen sein: 2007 beispielsweise erkrankten ein Trommelbauer in den USA und eines seiner Kinder an Hautmilzbrand. Er hatte mit Anthrax verseuchte Ziegenfelle aus Afrika bearbeitet. In Schottland starb 2006 ein 50-Jähriger an Lungenmilzbrand, nachdem er an einem Trommeltreffen teilgenommen hatte. Für die 24-Jährige ging es glimpflicher aus: Sie konnte das Spital nach fast zwei Monaten wieder gesund verlassen.

Musizieren kann lebensgefährlich sein. Ein bisschen weniger riskant ist es, Musik nur zu hören. Trotzdem kann es ganz schön wehtun, wenn »Musik in der Luft« liegt, wie im Schlager besungen. Das bekam ein gebürtiger Tunesier zu spüren.

Der 23-Jährige besuchte ein Popkonzert und genoss die Darbietung, ein paar Meter von mehreren großen Lautsprechern entfernt. Plötzlich fühlte er einen stechenden Schmerz im Brustkorb und hatte Mühe beim Atmen – ein Lungenbläschen war gerissen.

Dass die Lunge den Atembewegungen des Brustkorbs und des Zwerchfells folgt, liegt daran, dass sie »mitgezogen« wird. Wie zwei Glasplatten aneinander haften bleiben, wenn man ein wenig Wasser zwischen beide gibt, so haften auch das Lungen- und das Rippenfell aneinander. Gerät Luft in diesen Spalt – beispielsweise weil eine gebrochene Rippe das Lungenfell ritzt oder weil Heavy-Metal-Bässe ein Lungenbläschen platzen lassen –, fällt diese Haftung weg. Dann zieht sich die Lunge mehr oder minder stark zusammen. Fachleute reden vom Pneumothorax.

Glücklicherweise besitzt der Mensch zwei Lungen; ein einseitiger Pneumothorax bedroht das Leben deshalb in der Regel nicht. Ist er groß, leiten die Ärzte die Luft über eine Drainage ab; ist er nur klein, resorbiert der Körper die Luft selbst.

Wie sich Luft im Spalt zwischen Lungen- und Rippenfell anfühlt, das erfuhr – im wahrsten Sinn – auch ein 19-jähriger Musikfan. Um angemessen Musik hören zu können, motzte er seinen Ford Escort mit einer 1000-Watt-Lautsprecherbox auf.

Während er die satten Bässe dröhnen ließ, verspürte er einen scharfen Schmerz im rechten Brustkorb, gefolgt von Kurzatmigkeit. Das war der Preis für den richtigen Sound.

Trommeln ohne Ende

Der 68-Jährige trommelte, was das Zeug hielt. Mit den Händen, mit Stöcken, auf dem Geschirr und auf Kochtöpfen. Er konnte kaum noch aufhören. Das Trommeln brachte ihn um den Schlaf. Er musste trommeln, um sich gut zu fühlen. Im Lauf von Monaten kaufte sich der Mann teure Perkussion-Instrumente, baute sich zu Hause einen schalldichten Raum und verbrachte immer mehr Zeit damit zu trommeln. Der Mann vernachlässigte darüber auch seine sozialen Kontakte. Sechs Monate lang ging das so.

Etwa drei Jahre zuvor war bei ihm die Parkinson-Erkrankung festgestellt worden. Gegen die damit verbundenen Beschwerden bekam der 68-Jährige Medikamente, die im Gehirn ähnlich wirken wie der Nervenbotenstoff Dopamin. Damit ging es ihm deutlich besser, die Parkinson-Beschwerden ließen nach. Der Grund für die Symptome bei dieser Erkrankung ist ein Mangel an Dopamin in einer bestimmten Region des Gehirns.

Dopamin – das ist ein Nervenbotenstoff, mit dem wir die Welt erobern. Er löst Glücksgefühle aus und bringt uns dazu, den Nervenkitzel zu suchen. Und er kann ein suchtähnliches Verhalten hervorrufen. Solange das Gleichgewicht der verschiedenen Nervenbotenstoffe im Hirn stimmt, sorgen die Gegenspieler des Dopamins normalerweise dafür, dass wir es nicht zu toll treiben.

Etwa ein bis zehn Prozent der Patienten mit Parkinson bekommen durch die Therapie mit sogenannten Dopaminagonisten bizarre Anwandlungen, von denen sie nicht lassen können: Essanfälle, Sammelwut, suchtartiges Glücksspiel oder Sexsucht zum Beispiel. Wie diese Nebenwirkung genau zustande kommt, ist unbekannt. Manchmal liegt es daran, dass der Patient eigenmächtig die Dosis erhöht. Einige wenige Betroffene scheinen vorgängig schon gewisse Neigungen oder psychische Auffälligkeiten zu haben.

Meist legt sich das verstörende Verhalten wieder, wenn das Medikament reduziert oder abgesetzt wird. So auch bei dem 68-Jährigen. Als er es abgesetzt hatte, war er wieder er selbst.

Politik und Gesundheit

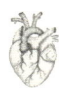

Die Quintessenz dieses Kapitels lässt sich in drei Punkten zusammenfassen: 1. Wer an der Schilddrüse behandelt wird, muss damit rechnen, dass er festgenommen wird. 2. Menschen mit arteriellen Gefäßverschlüssen sollten sich bei Wahlen in Acht nehmen. Überraschende Ergebnisse können bei ihnen zum Blackout führen. 3. Die deutsche Wiedervereinigung kann den Blutzuckerspiegel durcheinanderbringen.

Wer es genauer wissen will, kann sich im Folgenden detaillierter informieren.

Ein strahlender Urlauber

Die Situation war hochnotpeinlich. Sicherheitsbeamte nahmen den 46-Jährigen am Check-in-Schalter des Flughafens von Orlando fest. Er musste sich eine Leibesvisitation gefallen lassen. Spürhunde umschnüffelten ihn. Dann wurde er verhört. Zu verdanken hatte er dies seiner Schilddrüse und der Angst vor Terrorattacken.

Andere Patienten erlebten ähnliche Situationen bei der Ankunft am Flughafen von Wien oder Miami, in der U-Bahn von Manhattan, beim Betreten eines Banktresorraums oder während einer Busfahrt von New York nach Atlantic City. Sie wurden behandelt wie Verbrecher, waren aber in Wahrheit nur harmlose, schilddrüsenkranke Reisende oder am Herz untersucht worden.

Bei dem 46-Jährigen hatte alles rund ein halbes Jahr zuvor begonnen. Damals suchte der Mann einen Arzt auf, weil er Ge-

184

wicht verlor. Seine Hände zitterten leicht, er schwitzte mehr, und sein Herz schlug schneller. Auch an Durchfall litt der Patient. Schilddrüsenüberfunktion, also ein Zuviel an Schilddrüsenhormonen, stellten die Ärzte fest und behandelten das Organ mit radioaktivem Jod.

Um Hormone herzustellen, braucht die Schilddrüse Jod. Dabei unterscheiden die Zellen nicht zwischen radioaktivem und normalem Jod. Das machen sich die Nuklearmediziner zunutze. Sie verabreichen den Patienten radioaktives Jod-131. Vor allem die kranken, überaktiven Zellen in der Schilddrüse nehmen es auf.

Beim Zerfall setzt Jod-131 radioaktive Strahlung frei und zerstört damit die Zellen. Da diese Betastrahlung nur etwa einen halben Millimeter weit reicht, ist die Behandlung für andere Organe oder andere Menschen praktisch gefahrlos. Neben dem Jod-131 verwenden die Ärzte, zum Beispiel bei Herzuntersuchungen, auch radioaktives Thallium oder andere radioaktive Isotope.

Weder die Nuklearmediziner noch ihre Patienten wussten jedoch, wie empfindlich die Detektoren sind, denen man seit den Terrorattacken vom 11. September 2001 an vielen Orten begegnen kann. Über 12 000 Handgeräte wurden in der Folge allein in den USA durch staatliche Stellen verteilt.

Obwohl ihre Behandlung zum Teil länger zurücklag, lösten die Betroffenen Alarm aus. Der 46-Jährige, der seinen Urlaub in den USA verbringen wollte, war bereits sechs Wochen vorher behandelt worden. Die Detektionsgeräte aber schlagen bis zu 95 Tage nach der Radiojodtherapie an.

Sie registrieren die Strahlung derart fein, dass in Wien sogar die Ehefrau eines 69-jährigen Patienten unter Terrorverdacht geriet. Sie kehrte mit ihrem Mann von einer Reise nach Frankfurt zurück (wo sie keinen Alarm verursacht hatte). Durch den engen Kontakt mit ihrem Gatten strahlte sie offenbar selbst ganz minimal.

Nachdem sich die Patienten teils massiv bei ihren (von den Behörden nicht informierten) Ärzten beschwert hatten, gaben diese den Kranken entsprechende Schreiben mit. Darin wird erklärt, woher die Strahlung rührt. Doch auch das schützt nicht in allen Fällen vor Problemen. Geflissentlich zeigten zwei Patienten – die gar keinen Alarm ausgelöst hatten – ihr Zertifikat den Sicherheitsbeamten am Flughafen. Der Erfolg: Sie wurden gründlichst befragt und untersucht.

Ohnmächtig vor Zorn

Politik birgt Gefahren für den politisch interessierten Bürger. Aus ärztlicher Sicht ist es ratsam, das politische Geschehen mit Bedacht zu verfolgen. Insbesondere bei Wahlen.

Die Bundesratswahl in der Schweiz am 12. Dezember 2007 glich einem Krimi. Wiedergewählt wurde nicht, wie allgemein erwartet, der amtierende Bundesrat Christoph Blocher. Es gewann stattdessen seine Parteikollegin Eveline Widmer-Schlumpf. Da verlor ein 60-Jähriger, der mitgefiebert hatte, zum ersten Mal die Besinnung.

Zum zweiten Mal ohnmächtig wurde er am Folgetag, als die Rivalin von Ex-Bundesrat Blocher ihre Wahl tatsächlich annahm – zum Missfallen großer Teile ihrer Partei, aber auch des Patienten. Heftig gestikulierend machte er seinem Unmut Luft – und lag prompt wieder flach.

Um zu verstehen, was sich abspielte, braucht man ein paar anatomische Kenntnisse. Die große Körperschlagader führt, vom Herz kommend, kurz nach oben. Dann verläuft sie in einem Bogen hinunter in den Bauch. In dieser Biegung zweigen mehrere große Arterien ab, darunter eine unterhalb des Schlüsselbeins nach rechts und eine nach links.

Diese beiden Blutgefäße gabeln sich: Je ein Ast versorgt den rechten und den linken Arm mit Blut. Ein anderer Ast führt Blut rechts beziehungsweise links über die Nackenarterien zum Hirn hoch. Dort vereinigen sich die beiden Arterien.

Der 60-jährige Mann jedoch hatte einen Gefäßverschluss. Seine rechte Schlüsselbeinarterie war zu, gleich hinter dem Abgang aus der großen Körperschlagader. Deshalb bekam sein rechter Arm zu wenig Blut. Doch die Extremität wusste sich zu helfen: Der Arm zapfte die Nackenarterie an. (Im Fachjargon heißt das Vertebralis-Anzapf-Syndrom oder Subclavian-Steal-Syndrom.)

So strömte ein Teil des Blutes nun aus der Körperschlagader in die linke Schlüsselbeinarterie des Patienten, weiter in die linke Nackenarterie und von dort aus – statt ins Gehirn – durch die rechte Nackenarterie wieder nach unten und in die Ader, die den rechten Arm versorgt.

In Ruhe war das kein Problem. Dann genügte sowohl dem Arm als auch dem Gehirn die Sauerstoffzufuhr. Manchmal wurde dem Patienten schwindlig, und er fühlte sich unsicher auf den Beinen – erste Anzeichen von Sauerstoffmangel in seinem Gehirn.

Die aufregende Bundesratswahl jedoch war zu viel. Als der 60-Jährige zornig mit den Armen herumwedelte, brauchte sein rechter Arm mehr Blut. Jetzt bekam sein Gehirn definitiv zu wenig Sauerstoff. Und so verlor der politisch interessierte Mann kurzzeitig das Bewusstsein.

Gefäßchirurgen behoben den Arterienverschluss. Derart behandelt, konnte der 60-Jährige künftigen Wahlen gelassen entgegensehen – zumindest, was körperliche Komplikationen betraf.

Die Folgen der Wiedervereinigung

In der Medizin hat die deutsche Wiedervereinigung offenbar noch immer nicht stattgefunden. Die Rechnung bezahlen Patienten wie die 72-jährige Diabetikerin.

Jahrelang war die zuckerkranke Frau gut eingestellt gewesen. Sie lebte in einem der neuen deutschen Bundesländer und brauchte bisher etwa 40 Einheiten Insulin täglich. Seit einem halben Jahr aber benötigte die 72-Jährige immer mehr davon, bis zu 70 Einheiten. Und trotzdem war ihr Blutzucker zu hoch. Das zeigten ihre Messungen. Mehr noch: Die Diabetikerin war im letzten halben Jahr dick geworden. Sie hatte rund 15 Kilogramm Gewicht zugelegt.

Zu viel gegessen, zugenommen, Blutzucker entgleist – das dachten die Ärzte, als sie die Seniorin ins Leipziger Universitätskrankenhaus aufnahmen. Dann aber sahen sie den Laborwert für das sogenannte Hämoglobin A1c (HbA1c): Er war völlig normal.

An einen Teil des roten Blutfarbstoffs, des Hämoglobins, bindet sich Glucose. Je höher der Zuckerspiegel im Blut, desto mehr Hämoglobin wird »verzuckert«. Bei schlecht eingestellten Zuckerkranken mit zu hohen Blutzuckerwerten ist dieser Anteil höher. Da rote Blutkörperchen (und in ihnen der rote Blutfarbstoff) etwa alle 120 Tage durch neue ersetzt werden, gibt das HbA1c Auskunft darüber, wie hoch der Blutzuckerspiegel im Verlauf der letzten zwei bis drei Monate war.

Der Blutzucker der Seniorin war seit Längerem zu hoch. Das ergaben ihre Selbstmessungen zweifelsfrei. Also hätte auch der HbA1c-Wert erhöht sein müssen. Mit 5,4 Prozent lag der Anteil des »verzuckerten« roten Blutfarbstoffs aber im grünen Bereich.

Der Widerspruch löste sich auf, als die 72-Jährige den Ärzten vorführte, wie sie mit ihrem Messgerät den Blutzucker bestimmte.

Sie war gewohnt, dass ihr Gerät den Wert in der internationalen Einheit Millimol pro Liter anzeigt. So war dies all die Jahre in Ostdeutschland gewesen (und so wird es auch in der Schweiz praktiziert). In Westdeutschland (und den USA) wird der Blutzucker aber in der Einheit Milligramm pro Deziliter angegeben. Das gehört zu den medizinischen Gepflogenheiten im Westen. Trotz der Wiedervereinigung halten Mediziner in Ost- und Westdeutschland an »ihren« Einheiten fest.

Das Nachsehen hatte die zuckerkranke Seniorin. Durch einen Bedienungsfehler hatte sie ihr Messgerät unwissentlich von Millimol auf Milligramm umgestellt. Zeigte ihr Gerät nun zum Beispiel »109« (mg/dl) an – ein passabler Wert –, vermutete die Frau, es müsse 10,9 (mmol/l) heißen, und war alarmiert. (Nüchtern sollte der Blutzuckerwert möglichst unter 5,4 mmol/l beziehungsweise unter 98 mg/dl, liegen.) Das fehlende Kommazeichen hielt die Patientin für einen unbedeutenden technischen Defekt am Gerät.

Folglich spritzte sie mehr Insulin, um den vermeintlich zu hohen Blutzucker zu senken. Damit aber tat sie zu viel des Guten, geriet in die Unterzuckerung und bekam Schwindel und Hunger. Kontrollierte die Diabetikerin daraufhin den Zuckerspiegel, zeigte das Gerät beispielsweise »49« (mg/dl) an, also ziemlich wenig. Die Patientin aber glaubte, es handle sich um 4,9 (mmol/l), was wiederum in Ordnung gewesen wäre. Deshalb kam sie gar nicht auf die Idee, ihre Symptome einer Unterzuckerung zuzuschreiben.

Trotzdem aß sie jeweils ein bisschen Schokolade – und tat damit intuitiv das Richtige. Ihr Schwindel und das Hungergefühl legten sich, weil sie sich Zucker zuführte. Über Monate hinweg führte dieser Tribut an die Vorlieben der Ärzte in Ost und West aber zur massiven Gewichtszunahme.

Auch bei anderen medizinischen Einheiten, beispielsweise derjenigen für den roten Blutfarbstoff, lässt die Wiedervereinigung Deutschlands auf sich warten. Die Ärzte im Osten halten sich an die internationale Einheit Millimol pro Liter, jene im Westen traditionell an Milligramm pro Deziliter. (Da die Labors die Normwerte immer mit angeben, ist das aber meist kein Problem.)

Anders bei den Medikamentennamen. Da können Patienten Überraschungen erleben, zwar nicht innerhalb Deutschlands, aber im internationalen Reiseverkehr. Die Globalisierung hat die Medizin nur zum Teil erfasst. Das Antidepressivum Seroxat zum Beispiel wird in der Schweiz als Deroxat und in den USA als Paxil verkauft. Selbst wer sich sicherheitshalber an die Bezeichnungen für die Wirkstoffe anstelle der Präparatenamen hält, lernt im Ausland dazu. Das bei Fieber gebräuchliche Paracetamol etwa heißt in den USA Acetaminophen.

Zu achten ist auch auf die korrekte Aussprache. Dutzende von Medikamenten, die gegen völlig unterschiedliche Krankheiten eingesetzt werden, klingen ähnlich. Diovan zum Beispiel hilft gegen hohen Blutdruck, Dioval ist ein Hormonpräparat; Dipidolor ist chemisch dem Morphium verwandt und nützt bei Schmerzen, Dipiperon dagegen wird bei Psychosen verordnet. Kürzt man die Namen dann noch umgangssprachlich salopp ab zu »Dipi«, kann das fatale Konsequenzen haben. Ein Arzt in Deutschland beispielsweise bat seine Helferin, »Beta-Salbe« für eine Patientin aufzuschreiben. Gemeint war Betaisodona-Salbe zum Desinfizieren. Die Helferin schrieb Betamethason-Salbe. Dieser Wirkstoff ist dem Cortison verwandt und keineswegs zum Desinfizieren geeignet, eher im Gegenteil. Er unterdrückt Entzündungsreaktionen.

Verhängnisvolle Vorsorge

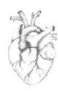

Das Credo der Präventivmediziner lautet »Vorbeugen«. Zum Beispiel mit viel Obst und Ballaststoffen auf dem Speiseplan. Wenn man diese Fachleute beim Wort nimmt, kann das böse in die Hose gehen.

Ein gesundheitsbewusster Mensch

Er war 51 Jahre alt, gebildet, und er wollte es besonders gut machen. Das Ende vom Lied war, dass der bis dahin gesunde Mann mit heftigem Bauchweh ins Krankenhaus musste: Dünndarmverschluss.

Als die Chirurgen im britischen Newport seinen Bauch öffneten, sahen sie, dass die letzten 30 Zentimeter des Dünndarms mit hartem Material verstopft waren. Durch die darmeigene Peristaltik hatte sich dort ein Teil des Hohlorgans in den nachfolgenden Darmabschnitt gestülpt, etwa so, wie wenn beim Ausziehen der Socken der vordere Teil in den hinteren gezogen wird. Im Fachjargon heißt das Invagination.

Invaginationen sind lebensgefährlich, wenn sie sich nicht rechtzeitig von allein oder mit ärztlicher Hilfe wieder lösen. Der betroffene Darmabschnitt entzündet sich, schwillt an, kappt sich selbst die Blutzufuhr und stirbt schließlich ab.

Leider gelang es den Chirurgen nicht, das Material im Darm des Patienten durch Massage von außen weiterzubefördern. Sie mussten das Darmstück entfernen. Dann nahmen Pathologen das Ge-

191

webe unter die Lupe. Schuld an der lebensgefährlichen Verstopfung war festes pflanzliches Material, so viel konnten sie eruieren. Die restliche Information steuerte der Kranke nach der Operation bei.

Der 51-Jährige outete sich den Ärzten gegenüber als Kleiefan. Sein Arzt hatte ihm geraten, die Ernährung mit Weizenkleie anzureichern. Der Patient solle die Dosis allmählich bis auf drei Esslöffel täglich steigern und viel trinken, empfahl der Doktor. Wenn drei Löffel Kleie gut sind für die Verdauung, mutmaßte der Patient, sind acht bis zehn Esslöffel noch besser. Aus Sorge um seine Gesundheit, insbesondere vor Dickdarmkrebs, steigerte er die Weizenkleiedosis eigenmächtig auf rund das Dreifache.

Tatsächlich sind Ballaststoffe gut für den Darm. Bei einer Ernährung mit hohem Faseranteil treten sowohl gutartige Darmpolypen seltener auf als auch Dickdarmkrebs. Die Ballaststoffe senken die Passagezeit des Kots, »verdünnen« potenziell zellschädigende Verdauungsprodukte und regen die bakterielle Vergärung an. Das führt einerseits dazu, dass der Kot weniger lang mit der Darmschleimhaut in Kontakt kommt, und fördert andererseits die Bildung verschiedener Stoffe, die den Darmzellen als Brennstoff dienen und den pH-Wert günstig beeinflussen. Bei niedrigem pH-Wert können sich schädliche Bakterien schlechter vermehren, und Mineralstoffe wie Kalzium oder Magnesium werden vermutlich besser aufgenommen.

In den Mengen, in denen der gesundheitsbewusste 51-Jährige Kleie genossen hatte, war sie kontraproduktiv. Schlimmer noch, er nahm seine gesamte Tagesdosis auf einmal ein. Seine Flüssigkeitszufuhr erhöhte er dagegen nicht wie vom Arzt angeraten. So kam es, dass die Kleie im Darm aufquoll und sich im letzten Teil des Dünndarms staute.

Von der Operation erholte sich der Patient gut. Gleichzeitig erkannte er, dass eine ballaststoffreiche Ernährung der Gesundheit nicht in jedem Fall förderlich ist.

Ivan der Schreckliche

Nicht immer sind Präventionsexperten am Werk gewesen, wenn es um missglückte Vorsorge geht. Auch private Vorkehrungen können nach hinten losgehen. Das zeigt der Fall eines Mannes, der sich gegen eine Umweltkatastrophe wappnen wollte.

Sintflutartige Regenfälle und heftige Winde kündigten sein Kommen an. Mit 217 Kilometern pro Stunde nahm der Hurrikan Ivan Mitte September 2004 Kurs auf den US-Staat Alabama. Der Umkreis der Küstenstadt Mobile schien am stärksten gefährdet. Man rechnete mit Überschwemmungen und Stromausfällen.

In weiser Voraussicht besorgte sich der 34-jährige Mann deshalb Eis für seinen Kühlschrank. Der 45-Kilo-Block wurde in vier Stücke geteilt, in braune Papiertüten verpackt und auf dem Vordersitz seines Autos abgelegt.

Nach einem halben Kilometer Fahrt bekam der 34-Jährige Mühe mit dem Schnaufen. Auf den nächsten eineinhalb Kilometern verstärkte sich seine Kurzatmigkeit. Er rief seine Frau an, sie möge die Ambulanz alarmieren. Dann steuerte er einen Parkplatz an und konnte noch das Auto abstellen, bevor er die Besinnung verlor. Seine Frau fuhr zu dem Parkplatz, fand ihren Gatten, öffnete die Wagentür – und ihr Mann erwachte wieder.

Um ein Haar hätte ihn die Vorsorge das Leben gekostet. Er hatte auf dem Heimweg alle Autofenster geschlossen und die Klimaanlage so eingestellt, dass die Luft im Wageninneren zirkulierte. Mit Trockeneis neben sich war das keine gute Idee. Denn dieses Eis besteht aus Kohlendioxid. Beim Erwärmen wird das geruch- und farblose Gas freigesetzt. In geschlossenen Räumen beginnt dann ein Teufelskreis.

Die Lunge nimmt das Kohlendioxid auf. Der Kohlendioxidgehalt im Blut steigt, und das zentrale Nervensystem steuert dagegen – indem es die Atemfrequenz erhöht. Im Normalfall funktioniert das; die Lungen atmen dann mehr Kohlendioxid ab, und der CO_2-Spiegel sinkt wieder. In der kohlendioxidgeschwängerten Luft im Wageninneren aber war das kontraproduktiv. Je mehr er atmete, umso mehr giftiges Gas nahm der Mann auf.

Er kam dank seiner Frau mit dem Schrecken davon. Einen Tag lang litt er noch an Kopfschmerzen, dann hatte er sich vollständig erholt.

Take-home-Vergiftung

Autos bergen weitere Risiken. Ausgerechnet an den Orten, die im Auto größtmögliche Sicherheit garantieren sollen, kann Gefahr lauern. Selbst Spezialisten brauchten lange, um das herauszufinden.

Wer im US-Bundesstaat Maine staatliche Gesundheitshilfe bekommt und jünger als sechs Jahre ist, wird mindestens einmal im Leben auf Blei im Blut getestet. So verlangt es ein Vorsorgeprogramm. Es soll Kinder mit erhöhtem Risiko für Bleivergiftungen erkennen.

Den Kleinsten und Kleinen schadet das Schwermetall nämlich besonders. Erstens weil sie, verglichen mit Erwachsenen, mehr Blei über den Darm aufnehmen. Zweitens schädigt das Metall ein noch reifendes Nervensystem stärker. Selbst bei Konzentrationen, die unter dem geltenden Richtwert von zehn Mikrogramm (pro Deziliter Blut) liegen, kann das Metall den Kindern einen Teil ihrer Möglichkeiten rauben: Denn je höher der Bleispiegel, desto niedriger der durchschnittliche Intelligenzquotient. Andere Folgen einer Bleivergiftung sind Verhaltensauffälligkeiten und Probleme mit der Konzentration.

Im Jahr 2008 fanden die Präventivmediziner in Maine 55 Kinder, deren Bleispiegel den Grenzwert von 15 Mikrogramm überstieg. Bei den meisten war die Quelle des giftigen Metalls rasch gefunden: Rostschutzmittel, alte Wasserleitungen aus Blei oder alte, bleihaltige Farbanstriche an den Wohnhäusern.

Bei sechs Kleinkindern, darunter zwei Geschwister, entdeckten die »Bleifahnder« aber nichts dergleichen. Eine Gemeinsamkeit jedoch ermittelten sie: Die Väter oder Stiefväter von fünf Kindern führten Malerarbeiten aus oder hatten dies früher getan. Dazu gehörte unter anderem das Abschleifen von bleihaltiger Farbe an Häusern, die in den 1950er Jahren gebaut worden waren. Der Vater des sechsten Kindes recycelte von Berufs wegen Metalle.

Sie waren allesamt beruflich mit Blei in Berührung gekommen. Doch wie gelangte das Schwermetall von ihrer Arbeitsstelle ins Blut ihrer vier Monate bis gut zwei Jahre alten Kinder zu Hause?

Es fuhr in den Kindersitzen mit, entdeckten die Experten nach aufwendiger Suche. Der Staub aus der Arbeit heftete sich an die Polster, von wo ihn die Kinder aufnahmen. Selbst den drei Kindersitzen, die jeweils nur für einzelne Fahrten im Auto montiert wurden, haftete Bleistaub an. Die höchsten Konzentrationen fanden die Mediziner in den Polstern der Fahrersitze.

Nachdem die Kindersitze ausgetauscht, die Autos ersetzt oder innen nass gereinigt und die Polster gesaugt worden waren, sanken bei allen sechs Kindern die Bleiwerte.

Riskant sind Malerarbeiten aus einem weiteren Grund. Läuft die Arbeit wie geschmiert, sollten insbesondere Farbsprayer stutzig werden. Das kann ganz schlecht sein für ihre Lungen.

Das Erste, was dem Mann auffiel, war ein ranziger Geschmack. Rund vier Wochen später hatte er sechs Kilogramm abgenommen und litt an Muskelschmerzen, Schwitzen und Husten. Dass mit diesem Mann etwas nicht stimmte, sah der Arzt auf den ersten Blick: Die Lippen, die Zunge und auch die Finger des 42-Jährigen waren bläulich verfärbt. Bereits im Sitzen war der Patient atemlos. Die Sauerstoffsättigung, also der Anteil des mit Sauerstoff angereicherten Blutes, betrug nur 70 Prozent (normal sind mindestens 95).

Dieser Sauerstoffmangel bestand schon länger. Das verrieten die »Trommelschlegelfinger« des Mannes. So nennen Mediziner die rundliche Verdickung der Fingerenden, ähnlich einem Trommelschlegel. Grund dafür ist ein lang anhaltender Sauerstoffmangel im Gewebe. Dadurch kommt es zur Knochenneubildung in den Endgliedern der Finger.

Der Befund nach Abschluss aller Untersuchungen war besorgniserregend. Der Patient (der 15 Zigaretten täglich rauchte) bekam zu wenig Sauerstoff über die Lungen. Das zarte Lungengewebe hatte sich entzündet und teilweise bereits in Bindegewebe verwandelt. Ohne Behandlung würde dieser Prozess fortschreiten.

Zu denken gab den Ärzten, was sie unter dem Mikroskop im Auswurf fanden: Fresszellen mit winzigen Fetttröpfchen. Diese Zellen dienen normalerweise der Abwehr und »reinigen« den Körper von Fremdstoffen, indem sie sich diese einverleiben. Die Fetttröpfchen hatten die Lungenerkrankung ausgelöst.

Am Arbeitsplatz des 42-Jährigen zeigte sich schnell, woher das

Fett stammte. Der Mann arbeitete als Farbsprayer. Um sich vor den giftigen Lösungsmitteln zu schützen, trug er dabei vorschriftsmäßig einen Schutzanzug mit Gesichtsmaske; über einen Schlauch wurde er mit Luft versorgt.

In den letzten Wochen, berichtete er seinen Ärzten, habe er im Schutzanzug einen ranzigen Geschmack wahrgenommen. Das war nicht verwunderlich: Dort, wo seine Atemluft angesaugt wurde, stand in unmittelbarer Nähe ein Generator. Dieser produzierte für einen anderen Teil der Fabrik fein versprühtes Mineralöl als Schmiermittel. Leider war der Generator undicht, sodass der Patient durch den Luftschlauch auch fein verteiltes Öl in die Atemwege bekam. Die Maßnahmen zum Schutz vor einer Berufserkrankung hatten ihn richtig krank gemacht.

Mithilfe eines hoch dosierten cortisonähnlichen Wirkstoffs ging es dem Patienten rasch besser. Seine Firma beförderte ihn zum Manager und umging so einen Gerichtsprozess.

Hobbydoktoren

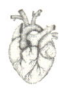

Am Anfang dieses Buchs standen innovative und erfolgreiche Methoden der Selbstbehandlung, wie etwa Achterbahnfahren. Daraus zu schließen, dass Ärzte überflüssig sind, wäre jedoch falsch. In den meisten Fällen ist es durchaus sinnvoll, seinen Arzt oder Apotheker um Rat zu fragen.

Ein steinreicher Patient

Der Hausarzt konnte sich keinen Reim darauf machen. Alle vier Wochen schied sein Patient Dutzende von grünlich-gelblichen Klümpchen aus. Sie ähnelten Gallensteinen. Schmerzen oder vorangehende Koliken hatte der Mann jedoch nicht. Zur Abklärung dieser massiven Gallensteinbildung schickte der Arzt den 59-Jährigen an die Uniklinik Gießen.

Dort berichtete der Patient den Medizinern von seinem privaten Leberreinigungsprogramm. Er praktizierte es, seit sein Hausarzt bei einer Ultraschalluntersuchung Gallensteine bei ihm gefunden hatte. Gallensteine haben zwar etwa jede fünfte Frau und jeder zehnte Mann über 40 Jahre. Bemerkbar machen sie sich zeitlebens aber höchstens bei der Hälfte der Betroffenen. Auch der 59-Jährige war bislang beschwerdefrei.

Trotzdem suchte der Patient nach Hilfe und wurde im Internet fündig: Zunächst zwölf Stunden fasten, dann 400 Milliliter Olivenöl und 100 Milliliter Grapefruitsaft trinken, schließlich, auf zwölf Stunden verteilt, 100 Gramm Bittersalz einnehmen, das in

800 Milliliter Wasser aufgelöst wurde. So lautete das Rezept gegen Gallensteine. Alle vier Wochen führte er nun dieses Programm durch, mit sichtlichem Erfolg: Am nächsten Morgen gingen schmerzlos jeweils rund 100 Gallensteinchen ab.

Komisch war nur, dass sich trotz des Reinigungsprogramms weder die Anzahl noch die Form der Gallensteine veränderten, die der Hausarzt bei dem Mann entdeckt hatte. Das bewies eine erneute Ultraschalluntersuchung in der Uniklinik. Und komisch war außerdem, dass die ausgeschiedenen »Steinchen« keine kristalline Struktur hatten wie Gallensteine. Die Analyse im Labor ergab: Sie enthielten weder Cholesterin noch das Abbauprodukt des roten Blutfarbstoffs Bilirubin noch Kalzium, wie es für Gallensteine typisch ist.

Gallensteine sind keine Steine im eigentlichen Sinn. Sie entstehen, wenn die Mischung aus Gallensäuren, Cholesterin oder anderen Substanzen in der Gallenflüssigkeit nicht ganz stimmt. Meist verklumpt das Cholesterin, daran lagern sich Gallenfarbstoffe, Kalk und weiteres Cholesterin an. Je nach Zusammensetzung sind die so entstehenden Gebilde gelb, braun oder schwarz und mehr oder minder hart.

Im Fall des 59-Jährigen schritten nun drei erwiesenermaßen gallensteinfreie Mitarbeiter des Klinikums zur Tat: Sie machten eine Leberreinigungskur. Prompt schieden alle drei ebenfalls massiv Steinchen im Kot aus.

Was dabei genau passiert, wissen die Mediziner nicht; es muss aber mit einer chemischen Reaktion der Fettsäuren im Olivenöl zusammenhängen. Die chemische Struktur von Fetten ist, grob gesagt, einem »E« vergleichbar: Die drei waagrechten Striche sind Fettsäuren, der senkrechte Strich ist ein Glyzerinmolekül. Beim angeblichen Leberreinigungsprogramm werden die drei Fettsäuren im sauren Magensaft oder durch Enzyme im Verdauungstrakt abgespalten. Der saure Obstsaft könnte diese Abspaltung noch erleichtern. Dann sondern sich die Fettsäuren, deren Schmelzpunkt unterhalb der Körpertemperatur liegt, ab und erstarren. Möglich wäre auch, dass sich die Fettsäuren verbinden mit Substanzen im Fruchtsaft (zum Beispiel Kalium), im Bittersalz (Magnesium) oder im Verdauungstrakt (etwa Kalzium). Dabei fallen neu gebildete Fettsäuresalze aus.

Das Ergebnis: kleine Klümpchen, die sich bei 40 Grad Celsius nach rund zehn Minuten grünlich-ölig verflüssigen. Das entdeckten ein Mediziner und ein Chemiker in Neuseeland, deren Patientin ebenfalls ein Leberreinigungsprogramm gemacht hatte (mit 600 ml Olivenöl und 300 ml Zitronensaft, aber ohne Bittersalz).

Sie kam zum Arzt wegen heftiger, rechtsseitiger Oberbauchschmerzen, die immer nach fettigen Speisen auftraten. Mit sich brachte die 40-Jährige mehrere Dutzend grüner »Gallensteine«, die sie ausgeschieden hatte. Genützt hat ihr das Leberreinigungsprogramm nichts: Ihre echten Gallensteine, die für die Koliken verantwortlich waren, mussten die Chirurgen herausholen.

Das unerklärliche Zucken

Plötzlich hatte ihr Oberbauch begonnen zu zucken. Und mittendrin musste die 79-Jährige unwillkürlich einatmen. Zudem drehte sich im Sitzen ihre rechte Handfläche nach oben, ohne dass sie das gewollt hatte. Mit diesen höchst sonderbaren Symptomen erschien die Seniorin im Juni 1967 bei ihrem Arzt im kanadischen Toronto.

Im April des Jahres hatte sie wegen Herzrhythmusstörungen einen Schrittmacher eingesetzt bekommen. Wieder zu Hause, fiel der Patientin auf, dass das kleine, unter der Haut eingepflanzte Gerät manchmal etwas stärker hervorstand. Die Schwellung verschwand aber jeweils von allein oder nachdem sie ein bisschen daran herumgefummelt hatte.

Auf den Röntgenbildern sahen die Ärzte, warum sich ihr Zwerchfell, ihre Bauchmuskeln und ihr Arm so ungewöhnlich benahmen: Der Herzschrittmacher war mehrfach um seine Längsachse gedreht; dabei hatte sich die Elektrode um das Gerät geschlungen. Sie gab ihre Impulse nicht mehr an den Herzmuskel ab, sondern pulste jetzt unter dem rechten Schlüsselbein. In unmittelbarer Nähe befinden sich die Nerven, die das Zwerchfell und den rechten Arm versorgen. Anstelle des Herzes wurden nun sie gereizt.

Beim Einsetzen eines Schrittmachers schaffen die Ärzte eine Gewebetasche über dem Brustmuskel. Dorthinein kommt der Impulsgenerator. Bei der Seniorin war diese Tasche »ausgeleiert«. Sie bot dem Schrittmacher nun genügend Platz, um sich zu drehen.

Durch diese 79-Jährige lernten die Mediziner erstmals das »Fummelsyndrom« kennen (auf Englisch: Twiddler's syndrome). Es ist seither mehrfach beschrieben worden. Eine 55-jährige Frau in den Niederlanden beispielsweise gab an, ihr Schrittmacher habe sich »nicht richtig angefühlt« – weswegen sie ihn in die »richtige« Position gebracht hatte. Mit dem Erfolg, dass nun ihr Zwerchfell zuckte.

Der Amateursportler

Dicke Muskelpakete, braune glänzende Haut – das war das Ziel des Amateur-Bodybuilders. Stattdessen präsentierte er sich den Hautärzten mit tiefen Geschwüren, eitrigen Pickeln und Abszessen auf dem Brustkorb und am oberen Rücken. Manche Geschwüre waren verschorft, andere noch frisch. Auch sonst ging es dem 21-Jährigen nicht gut. Er fühlte sich unwohl, seine Körpertemperatur war leicht erhöht.

Er habe seinen Muskeln zu mehr Wuchs verhelfen wollen, gab er schließlich zu. Deshalb schluckte der Bodybuilder zweimal pro Woche Anabolika – ohne fachkundige Begleitung. Die dem männlichen Geschlechtshormon Testosteron verwandten Substanzen hatten zu einer massiven Akne geführt – eine bekannte Nebenwirkung solcher Hormone. Doch das laienhafte Doping schadete nicht nur seiner Haut schwer. Auch die Hoden des jungen Mannes waren dadurch geschrumpft, und die Spermienkonzentration im Ejakulat hatte abgenommen.

Unter ärztlicher Behandlung heilten seine Hautgeschwüre ab. Die Narben, die zurückblieben, zeugten aber weiter von seinem missglückten Dopingversuch.

Selbstbehandlung, die ins Auge geht

Auch Mediziner sind fehlbar. Ärzte vergessen Operationsklemmen im Bauch, stellen falsche Diagnosen oder brauchen ewig, bis sie die richtige gefunden haben – und das trotz mehrjährigen Studiums! Da ist es verständlich, dass Patienten das Vertrauen verlieren. Zudem verführt das Internet dazu, sich die Diagnose selbst zu stellen und das passende Medikament problemlos zu ordern. Allerdings mit unabsehbaren Folgen.

Die 64-Jährige hatte sich schlaugemacht. Sie müsse, so ihr Fazit, an einer entzündlichen Erkrankung des Gehirns leiden, die zu schwerer Müdigkeit führt. Ohne ihren Arzt zu fragen, nahm sie deshalb seit vier Jahren täglich 10 bis 40 Milligramm Prednisolon ein. Dieses Medikament, das chemisch dem körpereigenen Hormon Cortisol ähnelt, besorgte sich die Frau übers Internet. Im Vergleich zum Cortisol wirkt Prednisolon jedoch viermal stärker.

Cortisol schütten die Zellen der Nebennierenrinde in Stress-situationen vermehrt aus. Es hebt (unter anderem) den Blutzucker-spiegel und fördert den Eiweißabbau. Chemisch verwandte Moleküle, darunter Cortison und Prednisolon, werden in der Medizin oft eingesetzt, weil sie entzündungshemmend und antiallergisch wirken.

Der Nachteil der lang dauernden Behandlung: Die sogenannten Glucocorticoide verursachen in hoher Dosierung eine Reihe von unerwünschten Nebenwirkungen. Diabetes, Neigung zu Infektionen oder die Gefahr von Magengeschwüren sind nur drei davon.

Das bekam auch die 64-Jährige mit der Zeit zu spüren. Seit sechs Monaten sah sie immer schlechter. Als sie schließlich Augenärzte hinzuzog, war es zu spät. Die Frau litt erstens an einem Glaukom, das heißt, ihr Augeninnendruck war beiderseits zu hoch. Normal sind Werte zwischen 10 und 20 (Millimeter Quecksilber). Bei der Patientin betrug der Wert 26 im linken und 48 im rechten Auge. Das war aber noch nicht alles. In beiden Augen hatte die Seniorin Grauen Star. Ihre Augenlinsen waren stark getrübt. Beide Erkrankungen sind bekannte Nebenwirkungen von Glucocorticoiden. Dank ihrer Selbstbehandlung war die 64-Jährige auf bestem Weg zu erblinden.

Nun wartete die Hobbyärztin auf die Augenoperation wegen des Grauen Stars. Ob sie weitere unkonventionelle Heilmethoden wie etwa die Pantoffeltherapie ausprobiert hat, ist nicht bekannt.

Allergiestreiflichter

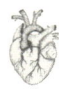

In Streiflichtern folgen hier einige kuriose Beispiele für Abwehrreaktionen, auf die man erst mal kommen muss. Sie beenden die Parade von unglaublichen Fällen aus der Medizin.

Reizende Hunde

Ein 39-jähriger Tierarzt kam wegen verstopfter Nase, tränenden Augen und Nesselausschlag zum Arzt. Er litt an einer Allergie gegen das Sperma von Bullterriern – ein Novum in der Medizin. Im Zuge seiner Arbeit hatte der Veterinär auch mit kopulierenden Hunden zu tun. Dabei kam er – ungeschützt durch Handschuhe und Gesichtsmaske – mit dem Ejakulat der Rüden in Kontakt.

Eiweißspritzen

Es war kurz nach Mittag, der 26-Jährige hielt sich im Freien auf. Plötzlich juckte sein ganzer Körper, das Gesicht des Mannes schwoll an, er spürte einen Kloß im Hals und bekam Mühe mit dem Atmen. Mückenstiche waren die Ursache, genauer gesagt die Eiweißstoffe im Speichel der Plagegeister.

Behandeln lässt sich diese lebensgefährliche Allergie – außer mit Notfallmedikamenten und vorbeugendem Mückenschutz – durch eine Hyposensibilisierung mit Mückenganzkörperextrakt oder Mückenspucke. Weil es zu mühsam ist, weibliche Mücken

Spucke abzuzapfen oder Mücken die Speicheldrüsen zu entfernen, stellt man die dafür benötigten Eiweiße synthetisch her.

Effektvolle Sporen

Explosionsartige Lichteffekte während Goethes *Faust* sollten die Theaterbesucher im Zürcher Schauspielhaus beeindrucken. Den Beleuchter beeindruckten sie ebenfalls, leider schwer. Er bekam während der Theaterprobe einen akuten Asthmaanfall und musste ins Spital. Für die Lichteffekte wurden Bärlappsporen benützt, gegen die der Angestellte allergisch war. Bärlapp ist ein kleines Moos; seine Sporen verwenden unter anderem Zauberer und Feuerspucker, um Flammen zu erzeugen.

Üble Verwandtschaft

Die rote Waldameise biss kräftig zu – und der 12-jährige Junge bekam einen Asthmaanfall. Dass er auf Graspollen, Hausstaub-milben und Meerschweinchen allergisch reagierte, wusste er. Dass er aber vom Biss einer roten Waldameise einen Asthmaanfall bekam, war neu. Beim nächsten Mal wappnete er sich und nahm sofort ein Asthmamedikament, das die Bronchien weitet. Damit blieb ihm die allergische Reaktion erspart. Wegen Ähnlichkeiten im Wespen- und Ameisengift reagieren manche Patienten gegen beide Insekten allergisch (Fachleute sprechen von Kreuzreak-tion).

Unsanftes Ruhekissen

Sechs Wochen lang litt die 76-jährige Frau an einer massiven Hautinfektion am rechten Unterarm, an der rechten Wange sowie der rechten Stirnseite – dachten jedenfalls ihre Ärzte und gaben ihr verschiedenste Antibiotika. Doch der leuchtend pinkrote Hautausschlag widersetzte sich jeglicher antibiotischen Behandlung.

Kein Wunder. Denn es war keine Infektion, sondern eine Allergie. Sie verriet zudem die Schlafstellung der Seniorin. Ihrer Nachtruhe zuliebe hatte die alte Dame seit einigen Monaten etwas Lavendelöl aufs Kissen geträufelt. Und war unversehens allergisch dagegen geworden.

Atemberaubende Farben

Dass sie eine Allergie gegen Pollen, Katzenhaare, Vogelfedern und Eier hatte, wusste die junge Frau seit gut einem Jahr. Aß sie Eier, bekam sie Asthma. Deshalb strich die Patientin diese Lebensmittel und alles, was Eier enthielt, von ihrem Speiseplan. Damit ging es ihr besser – bis gegenüber ihrem Haus eine Kathedrale aus dem 16. Jahrhundert renoviert wurde. Prompt reagierte sie mit einem schweren Asthmaanfall und Neurodermitis. Gleichzeitig waren die Antikörper gegen Eier massiv erhöht, dabei hatte die junge Frau ja gar keine gegessen.

Aber eingeamtet. Wie die Untersuchung ergab, enthielt die Patina der Kathedralenmauer Eigelb und Eiweiß. Um die öligen Farben in wässrigen Lösungen zu emulgieren, hatten die Maler früher unter anderem Eier benützt. Auch Nelkenöl (als Schutz gegen Insektenfraß), Casein und Milch (als Bindemittel) wurden untergemischt. So kam es, dass die Frau allergisch auf den historischen Staub reagierte.

Zu viele Kondome

Eine 46-jährige Frau litt an Husten, pfeifender Atmung, gereizten Augen und Juckreiz – aber nur, wenn sie arbeiten gehen musste. Die Kranke arbeitete in einer Kondomfabrik. Pro Schicht spannte sie rund 20 000 Kondome zum elektrischen Test auf. Diese waren mit Maisstärke und Bärlappsporen fein bepudert, um das Zusammenkleben zu verhindern. Sie war gegen beide Pulver allergisch, verließ die Arbeitsstelle und war ihre Beschwerden los.

Nichts zum Aussitzen

Eine heftige Hautreizung am Rücken und an der rechten Pobacke plagte die Frau, die sich bei Ärzten im britischen Lancashire meldete. Drei Monate zuvor hatte sie ein neues Ledersofa gekauft. Nun stellte sich heraus, dass sie allergisch gegen das Sitzen auf der neuen Couch war. Genau genommen reagierte sie auf das Leder. In den letzten Jahren wurden in Europa mehr als hundert ähnliche Fälle bekannt; alle Sofas waren in China gefertigt worden. Welcher chemische Stoff die Abwehrreaktion genau verursachte, konnten die Allergologen nicht klären.

Das Pfannkuchen-Syndrom

Unmittelbar nach dem Verspeisen eines Pfannkuchens geriet eine 48-jährige Frau in Atemnot. Früher hatte sie Pfannkuchen immer problemlos vertragen. Inzwischen aber war das Mehl, das sie zur Zubereitung benützte, von Mehlmilben besiedelt. Sie hatte es vier Jahre lang bei Zimmertemperatur aufbewahrt. Auf diese kleinen Mitesser reagierte die Frau allergisch.

Quiz

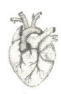

Mit der Lektüre dieses Buchs haben Sie, werte Leserinnen und Leser, sich einen Teil des Medizinstudiums erspart. Was seltene Krankheiten und unorthodoxe Therapien betrifft, ist Ihnen inzwischen kaum noch etwas fremd. Jetzt können Sie Ihr Fachwissen praktisch anwenden und den Beweis für ihre diagnostischen Fähigkeiten antreten. Denn nun wird es knifflig.

Drei der im Folgenden beschriebenen Gesundheitsprobleme wurden in diesem Buch schon erwähnt. Beim vierten handelt es sich um eine Krankheit, von der jeder schon einmal gehört hat – vielleicht aber nicht im geschilderten Kontext.

Falls es mit der Diagnostik noch ein bisschen hapert, gibt es ein gutes Rezept: Kaufen Sie den nächsten Band der ungewöhnlichen medizinischen Fallgeschichten. Er erscheint 2018. Nach der Lektüre wird Sie medizinisch nichts mehr erschüttern.

Der Schatten im Rachen

Die 90-jährige Seniorin war zu Hause plötzlich zusammengebrochen. Als die Sanitäter eintrafen, atmete die Frau nicht mehr, ihr Herz schlug aber noch. Die Rettungshelfer leisteten ihr mit einem Beatmungsbeutel Erste Hilfe und gaben ihr Sauerstoff zum Einatmen. Als die alte Damen wieder zu Bewusstsein kam, war sie kurzatmig. Sie wusste zunächst weder, wo sie war, noch wie sie hieß und welcher Tag war.

Im Krankenhaus angekommen, fiel den Ärzten an der Patientin dreierlei auf: Erstens ihr viel zu hoher Blutzuckerwert. Zweitens die Röntgenbilder, die eine Entzündung in der rechten Lunge zeigten plus eine Verschattung im Rachen, etwa auf der Höhe des zweiten Halswirbels. Drittens bemerkten die Ärzte, dass die Seniorin halb zahnlos war: Sie trug nur eine anstelle von zwei Zahnprothesen. Sie verspüre ein unangenehmes Gefühl im Hals, antwortete die Patientin auf Nachfrage. Wie war es zu dem Atemstillstand gekommen?

Erbrechen, Durchfall, Tod

Es begann damit, dass der Mann sich übergeben musste, Durchfall bekam und zusehends benommener wurde. Dann ging alles rasend schnell. Seine Leberwerte im Blut zeigten einen Leberschaden an. Auch seine Nieren arbeiteten nicht mehr richtig, ergab die Laboruntersuchung. Und er hatte zu wenig Kalzium im Blut. Binnen Kurzem fiel der 53-Jährige ins Koma. Leber und Nieren versagten den Dienst. Er bekam Herzrhythmusstörungen und verstarb zwei Stunden, nachdem er in die Klinik gekommen war. Bekannt war, dass der Mann viel Alkohol getrunken und viel geraucht hatte. Seit vier Jahren musste er wegen eines Diabetes Insulin spritzen. Seine letzte Mahlzeit war eine Sauerampfersuppe gewesen. Was hatte seinen Tod herbeigeführt?

Das verwirrte Ehepaar

Es war der 13. Februar 1999. Nachbarn hatten verdächtige Geräusche aus der Wohnung nebenan gehört und die Polizei alarmiert. Abends um halb sechs fanden die Polizeibeamten das Ehepaar, das die Wohnung bewohnte, in desolatem Zustand.

In der Wohnung herrschte Chaos: Das Bett im Schlafzimmer war von Erbrochenem beschmutzt, in der Küche brannte der Gasherd, auf dem Tisch stand ein halb verzehrter Obstkuchen, und in der Stube lagen überall verstreut Glasscherben und Kohlebriketts herum. Mittendrin saßen der 55-jährige Mann und seine ein Jahr jüngere Frau in ihren Pyjamas auf dem Boden. Sie waren nicht mehr in der Lage aufzustehen.

Er hatte sich links einen Fußwurzelknochen gebrochen, sie griff immer wieder in die Luft, als wollte sie unsichtbare Gegenstände ergreifen. Beide waren völlig verwirrt und wirkten sehr aufgeregt. Einzig der Familienhund war wohlauf.

Als die Ambulanz das Paar ins Spital brachte, standen die Ärzte vor einem Rätsel. Bei beiden Patienten jagte der Puls mit mindestens 100 Schlägen pro Minute, sie hatten 38 Grad Fieber, ihre Pupillen waren geweitet und die Muskelreflexe heftig. Außerdem hatten beide erbrochen.

Die Ärzte vermuteten eine Hirn- oder Hirnhautentzündung – aber die Untersuchung des Hirnwassers erbrachte keinen Befund. Das Paar hielt über 30 Kanarienvögel. Deshalb zogen die Mediziner auch eine durch Vögel übertragbare Infektionskrankheit, die »Papageienkrankheit«, in Betracht – doch Fehlanzeige. Auch die Lungen, die bei einer Papageienkrankheit häufig mitbefallen sind, zeigten bei diesen beiden Verwirrten auf dem Röntgenbild keine Anzeichen von Entzündung.

Was in aller Welt war mit den beiden Mittfünfzigern los?

Der Killer in der Lunge

Seit zwei Monaten schon schmerzte ihre linke Brustseite permanent. Beim Einatmen und beim Husten verstärkte sich dieser Schmerz. Strengte sich die 84-jährige Seniorin körperlich an, kam sie schnell außer Atem. Auch der Husten und der mangelnde Appetit machten ihr zu schaffen. Neun Kilo hatte sie im letzten Monat abgenommen. Abgesehen von einem einwöchigen Durchfall, der von allein wieder aufgehört hatte, verspürte sie jedoch keinerlei Magen-Darm-Beschwerden.

In diesem Zustand brachten Sanitäter die 84-Jährige auf eine Notfallstation in der New Yorker Bronx. Den Ärzten fiel ihr abgemagerter Zustand auf. Das Herz der Seniorin schlug schneller als gewöhnlich, und auch ihre Atemfrequenz war mit 24 Atemzügen pro Minute höher als normal. Mit dem Stethoskop waren die Atemgeräusche über den unteren Lungenabschnitten nur gedämpft zu hören, das Röntgenbild zeigte eine Verschattung im rechten unteren Lungenlappen. Das passte zu einer Lungenentzündung, möglicherweise auch zu einer Tuberkulose, woran die Patientin 52 Jahre zuvor schon einmal erkrankt gewesen war. Außerdem hatte sie Mundsoor, eine Blutarmut und eine Geschwulst an der Gebärmutter, wie die gründliche Untersuchung ergab. Mit dem Verdacht auf Lungenentzündung oder womöglich sogar Lungenkrebs wurde sie stationär aufgenommen.

Am nächsten Tag verschlechterte sich ihr Zustand. Der Sauerstoffgehalt in ihrem Blut sank, es kam zum Herzstillstand, die Wiederbelebung gelang zwar, aber die Patientin reagierte nicht mehr. Das Röntgenbild der Lungen zeigte, dass sich der Befund verschlimmert hatte. Trotz Intensivbehandlung, Antibiotika und Medikamenten gegen eine mögliche Tuberkulose erlitt die Seniorin am dritten Tag ihres Klinikaufenthalts wieder einen Herzstillstand, diesmal unwiderruflich.

Bei der Autopsie fanden die Pathologen keine Hinweise auf eine Tuberkulose, aber eine Lungenentzündung mit »Pneumocystis jirovecii«.

Dieser Erreger, früher »Pneumocystis carinii« genannt, wurde zum ersten Mal nach dem Zweiten Weltkrieg bei frühgeborenen, unterernährten Kindern als Verursacher von Lungenentzündungen erkannt. Er befällt fast ausschließlich Menschen, deren Immunabwehr schwach ist. Alles, was dazu führt, begünstigt diese Infektion, beispielsweise eine Kortisonbehandlung, Blutkrebs, angeborene Immundefekte oder die Therapie mit Medikamenten, welche die Immunabwehr nach einer Transplantation unterdrücken. Nichts von alldem aber hatte die Seniorin. Wieso hatte sich Pneumocystis jirovecii in ihrer Lunge breitmachen können?

Lösungen zum Quiz

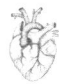

Der Schatten im Rachen

Im Rachen steckte die fehlende zweite Zahnprothese der betagten Frau. Höchstwahrscheinlich hatte diese den Atemstillstand verursacht oder zumindest dazu beigetragen. Das Beispiel zeigt, wie wichtig es ist, im Notfall nach den dritten Zähnen Ausschau zu halten, insbesondere, wenn sie locker sind.

Erbrechen, Durchfall, Tod

Bei der Autopsie des Verstorbenen fanden die Pathologen Kalziumoxalat-Kristalle in den Nieren, der Leber, den Lungen und im Herz. Sauerampfer enthält viel Oxalsäure. Für einen Menschen sind 5 bis 30 Gramm Oxalsäure tödlich. Der Patient hatte eine tödliche Suppe verspeist. Die Gemüsesuppe enthielt etwa 500 Gramm Sauerampfer. Normalerweise sinkt der Oxalsäuregehalt von Lebensmitteln beim Kochen um 30 bis fast 90 Prozent, weil ein Teil davon ins Kochwasser übergeht und mit diesem abgegossen wird – nicht aber, wenn aus dem Sauerampfer eine Suppe zubereitet wird. Sie enthielt schätzungsweise sechs bis acht Gramm Oxalsäure. Im Körper reagiert die Oxalsäure mit Kalziumionen. Sinkt deren Konzentration, gerät das Herz gefährlich aus dem Takt. Auch Verätzungen im Verdauungstrakt, Nierenversagen, Darmblutungen, Krämpfe und Kreislaufkollaps können bei der akuten Oxalsäurevergiftung auftreten. Eine Warnung beim

Essen kann es übrigens sein, wenn sich die Zähne »stumpf« anfühlen, weil sich Oxalatkristalle auf ihnen ablagern.

Ein verwirrtes Ehepaar

Einem aufmerksamen Beobachter fielen Pflanzensamen im Erbrochenen des Mannes auf. Was er gegessen hatte, konnte der Patient jedoch nicht erzählen. Sowohl er als auch seine Frau waren vier Tage lang völlig durch den Wind und halluzinierten. Also wurde die Wohnung des Ehepaares noch einmal gründlich abgesucht. Und siehe da: Der Obstkuchen auf dem Küchentisch enthielt schwarze, etwa einen Zentimeter große Beeren. Es waren Tollkirschen. Circa zehn Stück davon genügen bei einem Erwachsenen für eine schwere Vergiftung.

Vier Tage später sahen beide zwar noch unscharf, hatten einen trockenen Mund und einen aufgeblähten Bauch, aber sie konnten immerhin wieder klar denken. Und den Ärzten erzählen, was sich bis zu dem verhängnisvollen Essen und 30 Minuten danach zugetragen hatte: Im August des Vorjahres, berichtete die 54-Jährige, seien sie im »Berry Hill«-Nationalpark (auf Deutsch Beerenberg) gewesen und hätten dort schmackhafte Beeren entdeckt. Zu Hause wurden die Früchte tiefgefroren. Am 12. Februar, abends um halb acht, genoss das Paar dann einen feinen »Blaubeerkuchen« – so dachte es zumindest. Binnen einer halben Stunde sei ihnen komisch zumute geworden, erinnerte sich die Frau, und sie habe nur noch verschwommen gesehen. Dann setzte ihre Erinnerung aus ...

Der Killer in der Lunge

Die 84-Jährige hatte Aids. Sie sei noch ein Jahr vor ihrem Klinikaufenthalt sexuell aktiv gewesen, berichteten Familienmitglieder nach ihrem Tod. Ihr früherer Sexualpartner habe vermutlich ehemals Drogen injiziert. Möglicherweise hatte die 84-Jährige sich bei ihm mit HIV angesteckt.

Die Infektion mit den HI-Viren führt zu einer Immunschwäche. Deshalb wird der Körper bei fortgeschrittener Infektion anfällig für Erreger, die ein gesundes Immunsystem normalerweise in Schach hält. Bei fortgeschrittener HIV-Infektion wie bei dieser Seniorin kann es zum Beispiel zu Mundsoor kommen. Der Erreger ist ein Candida-Pilz. Typisch für Aids sind auch die Lungenentzündungen mit Pneumocystis jirovecii.

Etwa 17 Prozent der Neuerkrankungen mit HIV betreffen Menschen über 50 Jahre – mit steigender Tendenz. Während jüngere Personen sich des Risikos der Übertragung meist bewusst sind, wähnen sich insbesondere Senioren zu oft in Sicherheit. Sie haben seltener geschützten Sex, lassen kaum je einen HIV-Test machen, ihre Ärzte ziehen diese Diagnose zu wenig in Erwägung, und ihre anderen Erkrankungen und Therapien dagegen können den Verlauf zusätzlich ungünstig beeinflussen. So kommt es, dass eine HIV-Infektion bei Senioren viel häufiger als bei Jüngeren nur per Zufall entdeckt wird und – bei mindestens jedem vierten Betroffenen – erst in fortgeschrittenem Stadium.

Quellen

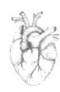

Überraschende Heilverfahren

Die Pantoffelbehandlung
V. Pathak-Ray et al., *British Medical Journal* 2003, Bd. 327, S. 60
Pers. Mitteilung Dr. med. Christina Springer, Augenklinik Triemli-Spital Zürich, 25. 9. 2009
Pers. Mitteilung Dr. med. Barbara Wagels-Freyenmuth, Augenklinik, Kantonsspital St. Gallen, 1. 10. 2009

Therapie mit Nervenkitzel
M. M. Bosch et al., »Repositioning of a Dislocated Intraocular Lens during a Roller-Coaster Ride«. *The New England Journal of Medicine* 2003, Bd. 349, S. 1094–1096
Pers. Mitteilung PD Dr. med. Michael Thiel, Chefarzt der Augenklinik Luzern, 29. 9. 2009

Genesen wie im Märchen
S. Antonini-Revaz, »Schwindel«. *PrimaryCare* 2004, Bd. 4, S. 899–904
M. von Brevern et al., »Benign paroxysmal vertigo: are roller coasters really beneficial?«. *The Lancet* 2002, Bd. 360, S. 1792
M. Wjst, »Benign paroxysmal positional vertigo relief on a roller coaster«. *The Lancet* 2002, Bd. 360, S. 1792
www.neurologie.uni-goettingen.de/index.php/peripherer-paroxysmaler-lagerungsschwindel-ppls.html
Pers. Mitteilung PD Dr. med. Stefan Hegemann, Leiter des interdisziplinären Zentrums für Schwindel und Gleichgewichtsstörungen, Universitätsspital Zürich, 29. 9. 2009

Rasend schnell kuriert

B. Ellermann, »Kaum zu glauben«. *Deutsches Ärzteblatt* 1996, Bd. 93, S. 52

Pers. Mitteilung Dr. Thomas Böni, Uniklinik Balgrist, Zürich, 23. 7. 2009

Cochrane Database of Systematic Reviews:

A. J. Engers et al., »Individual patient education for low back pain«. 2008, Bd. 1, CD004 057

S. D. French et al., »Superficial heat or cold for low back pain«. 2006, Bd. 1, CD004 750

A. D. Furlan et al., »Acupuncture and dry-needling for low back pain«. 2005, Bd. 1, CD00 135

A. D. Furlan et al., »Massage for low-back pain«. 2008, Bd. 4, CD001 929

J. J. Gagnier et al., »Herbal medicine for low back pain«. 2006, Bd. 2, CD004 504

K. B. Hagen et al., »Bed rest for acute low-back pain and sciatica«. 2004, Bd. 4, CD001 254

J. Hayden et al., »Exercise therapy for treatment of non-specific low back pain«. 2005, Bd. 3, CD000 335

M. Heymans et al., »Back schools for non-specific low-back pain«. 2004, Bd. 4, CD000 261

R. W. J. G. Ostelo et al., »Behavioural treatment for chronic low-back pain«. 2005, Bd. 1, CD002 014

A. Qaseem et al, »Noninvasive Treatments for Acute, Subacute, and Chronic Low Back Pain: A Clinical Practice Guideline From the American College of Physicians«. *Ann. Intern. Med.* 2017; 166(7):514-530

P. D. D. M. Roelofs et al., »Non-steroidal anti-inflammatory drugs for low back pain«. 2008, Bd. 1, CD000 396

T. Sahar et al., »Insoles for prevention and treatment of back pain«. 2007, Bd. 4, CD005 275

Pinkeln mit Köpfchen

L. Hutchinson, *British Medical Journal* 1998, Bd. 316, S. 788

A. Thomas, F. X. Keeley, *British Medical Journal USA* 2004; Bd. 328, S. E285

Singend zum Befund

S. Malnick, S. Goland, *British Medical Journal* 2008, Bd. 337, S. a2556

Ein hellhöriger Arzt

E. R. Dunn, »The altered whistle in tetanus«. *The Medical Journal of Australia* 2002, Bd. 177, S. 687

Pers. Mitteilung PD Dr. phil. II Herbert Hächler, Nationales Zentrum für enteropathogene Bakterien, Institut für Lebensmittelsicherheit und -hygiene der Universität Zürich, 2. 10. 2009

Der Fischer, der zu langsam ruderte

A. Das et al., »A fisherman who could not row«. *The Lancet* 2009, Bd. 373, S. 432

S. Sanda, R. S. Newfield, »A child with pericardial effusion and cardiac tamponade due to previously unrecognized hypothyroidism«. *The Journal of the National Medical Association* 2007, Bd. 99, S. 1411–1413

Pers. Mitteilung Dr. Abhijit Das

Diagnose auf dem Golfplatz

D. E. Price, R. M. Redfern, »Did you see it? Where did it go?«. *British Medical Journal* 2007, Bd. 335, S. 1284

Katzen mit todsicherem Riecher

D. M. Dosa, »A day in the life of Oscar the cat«. *The New England Journal of Medicine* 2007, Bd. 357, S. 328–329

www.washingtonpost.com/wp-dyn/content/discussion/2007/07/27/DI200 707 270 0984.html am 16. 7. 2009

www.washingtonpost.com/wp-dyn/content/article/2007/07/25/AR200 707 250 1753.html am 16. 7. 2009

Pers. Mitteilung Dr. David M. Dosa, 22. 7. 2009

Pers. Mitteilung Professor Alois Boos, Direktor des Veterinär-Anatomischen Instituts der Vetsuisse-Fakultät der Universität Zürich, 28. 9. 2009

Pers. Mitteilung PD Dr. Dennis C. Turner, Präsident des Instituts für interdisziplinäre Erforschung der Mensch-Tier-Beziehung (IEMT) Schweiz, 29. 9. 2009

Pers. Mitteilung Dr. med. Eva Fuchswans, Leitende Direktorin Geriatriezentrum Am Wienerwald, 30. 9. 2009

http://www.steerehouse.org/oscar/omedia_materials am 31. 8. 2017

Pers. Mitteilung Jill Fallon, 31. 8. 2017

Die Frau, die eine Katze am Hals hatte

S. R. Kerr et al., »Carotid Sinus Hypersensitivity in Asymptomatic Older Persons«. *Archives of Internal Medicine* 2006, Bd. 166, S. 515–520

M. M. Shoja et al., »Vasovagal syncope in the Canon of Avicenna: The first« mention of carotid artery hypersensitivity«. *International Journal of Cardiology* 2009, Bd. 134, S. 297–301

S. M. Singh et al., »Cat naps: an elderly woman with recurrent syncope«. *Canadian Medical Association Journal* 2003, Bd. 169, S. 940

Eine Nase für Krebs

J. Church et al., »Another sniffer dog for the clinic?«. *The Lancet* 2001, Bd. 358, S. 930

M. Frei, »Eine gute Nase für Blasenkrebs«. *Tages-Anzeiger*, 24. 9. 2004

C. M. Willis et al., »Olfactory detection of human bladder cancer by dogs: proof of principle study«. *British Medical Journal* 2004, Bd. 329, S. 712

Der Schnüffeltest

R. G. Pryke. »Canine olfactory detection of pregnancy too«. Letter to *British Medical Journal*, 24. 9. 2004; www.bmj.com/cgi/eletters/329/7468/712#75 936

Pers. Mitteilung Dr. Rachel Pryke, 12. 8. 2009

www.washingtonpost.com/wp-dyn/content/discussion/2007/07/27/ DI200 707 270 0984.html am 16. 7. 2009

Das alte Haus

K. Chandramouli et al., »Effects of early childhood lead exposure on academic performance and behaviour of school age children«. *Archives of Disease in Childhood* 2009. doi:10 1136/adc.2008.1. 9955

S. K. Doumouchtsis et al., »›Veterinary‹ diagnosis of lead poisoning in pregnancy«. *British Medical Journal* 2006, Bd. 333, S. 1302–1303

Geheimnisse des Körpers

Das Zwicken im Bauch

A. Dembitzer, E. J. Lai, »Images in clinical medicine. Retained surgical instrument«. *The New England Journal of Medicine* 2003, Bd. 348, S. 228

B. Allen et al., »Toothpick perforation of the inferior vena cava«. *The Western Journal of Medicine* 1983, Bd. 138, S. 727–730

L. Budnick, »Toothpick-related Injuries in the United States, 1979 Through 1982«. *The Journal of the American Medical Association* 1984, Bd. 252, S. 796–797

S. Gelsomino et al., »Right coronary perforation due to a toothpick ingested at a barbecue«. *The New England Journal of Medicine* 2005, Bd. 352, S. 2249–2250

S. Gerber et al., »Die Rache des Rollmops«. *Schweizerisches Medizin-Forum* 2008, Bd. 8, S. 326

S. Lacroix et al., »Cardiac hazard associated with eating habits. A case of infected intrapericardial foreign body due to an ingested toothpick«. *Canadian Journal of Cardiology* 2009 Bd. 25, S. e263–4

S. F. Li, K. Ender, »Toothpick injury mimicking renal colic: case report and systematic review«. *The Journal of Emergency Medicine* 2002, Bd. 23, S. 35–38

Y. Y. Liu et al., »Correct diagnosis and successful treatment for pericardial effusion due to toothpick injury: A case report and literature review«. *World Journal of Gastroenterology* 2007, Bd. 13, S. 4278–4281

A. K. Mohanty et al., »Clinical problem-solving. A sharp right turn«. *The New England Journal of Medicine* 2006, Bd. 355, S. 500

W. G. Plavcan, W. A. McWilliams, »Toothpick obstruction of the ureter«. *The Journal of Urology* 1988, Bd. 139, S. 114–115

C. Rüegg et al., »Flugzeuge im Bauch?« *Schweizerisches Medizin-Forum* 2009, Bd. 9, S. 217

L. Schibli et al., »Stechender Oberbauchschmerz«. *Schweizerisches Medizin-Forum* 2008, Bd. 8, S. 326

H. Uthoff et al., »Der Rollmops schlägt zurück«. *Schweizerisches Medizin-Forum* 2008, Bd. 8, S. 327

Aus dem Auge, aus dem Sinn

P. R. Bhatt et al., »Peripheral ulcerative keratitis due to a ›long lost‹ hardcontact lens«. *Clinical & Experimental Ophthalmology* 2007, Bd. 35, S. 550–552

J. R. Brinkley jr., R. J. Zappia, »An eyelid tumor caused by a migrated hard contact lens«. *Ophthalmic Surgery* 1980, Bd. 11, S. 200–202

S. Elsherbiny, *British Medical Journal* 1998, Bd. 317, S. 482

S. Heine et al., »Intrapalpebral migration of a form stable contact lens: a rare complication in contact lens practice«. *Klinische Monatsblätter für Augenheilkunde* 1997, Bd. 211, S. 70–71

D. Jones et al., »Hard contact lens migration into the upper lid: an unexpected lid lump«. *British Journal of Ophthalmology* 1987, Bd. 71, S. 368–370

R. Morjaria et al., »Retained contact lenses«. *BMJ*, 2017; 358:j2783

S. M. Scotcher et al., »›Lost‹ contact lens presenting as an intraocular foreign body«. *British Journal of Ophthalmology* 1995, Bd. 79, S. 97–98

C. M. Tossounis, »The long and winding road: contact lens-induced ptosis«. *Ophthalmic Plastic & Reconstructive Surgery*, 2007, Bd. 23, S. 324–325

E. Zola et al., »A conjunctival mass in the deep superior fornix after a long retained hard contact lens in a patient with keloids«. *Cornea* 2008, Bd. 27, S. 1204–1206

www.nlm.nih.gov/medlineplus/ency/article/001006.htm am 1.11. 2009

Fünfhundert Tabletten und sieben Puppenköpfe

T. Beppu et al., »Phytobezoars«. *Internal Medicine* 2008, Bd. 47, S. 119

Chintamani et al., »Cotton Bezoar – a rare cause of intestinal obstruction: case report«. *BMC Surgery* 2003, Bd. 4, S. 5

A. U. Emre et al., »Rapunzel syndrome of a cotton bezoar in a multimorbid patient«. *Clinics* (São Paulo) 2008, Bd. 63, S. 285–288

B. François, O. Brenet, »Medical mystery – the answer«. *The New England Journal of Medicine* 2004, Bd. 350, S. 839

V. Gonuguntla, D. D. Joshi, »Rapunzel Syndrome: A Comprehensive Review of an Unusual Case of Trichobezoar«. *Clinical Medicine & Research*, 22. 7. 2009, S. 22

K. F. Linnau, F. A. Mann, »Trauma cases from Harborview Medical Center. Doll's head ›bezoar‹: complete craniocervical dislocation causing bowel obstruction«. *American Journal of Roentgenology* 2003, Bd. 180, S. 986

D. E. Milov et al., »Chewing gum bezoars of the gastrointestinal tract«. *Pediatrics* 1998, Bd. 102, S. e22

S. P. Misra et al., »Endoscopic management of a new entity-plasto-bezoar: a case report and review of literature«. *World Journal of Gastroenterology* 2006, Bd. 12, S. 6730–6733

M. J. O'Sullivan et al., »Trichobezoar«. *Journal of the Royal Society of Medicine* 2001, Bd. 94, S. 68–70

A. Payne et al., *British Medical Journal* 2008, Bd. 337, S. a2055

M. R. Prieto-Aldape et al., »Relapsing massive metal bezoar: a case report«. *Journal of Medical Case Reports* 2009, Bd. 3, S. 5

L. M. Prisant, V. C. Spaulding, »Antihypertensive pharmacobezoar«. *The Journal of Clinical Hypertension* (Greenwich) 2006, Bd. 8, S. 296–298

R. A. Yegane et al., »Gastrointestinal obstruction due to plaster ingestion: a case-report«. *BMC Surgery* 2006, Bd. 6, S. 4

Pers. Mitteilung Yvonne Möller, Bayer Schering Pharma AG, 21. 9. 2009

Liebe und Sex

Der Kuss, der es in sich hatte
R. Hallett et al., »Food allergies and Kissing«. *The New England Journal of Medicine* 2002, Bd. 346, S. 1833–1834

D. P. Steensma, »The Kiss of Death: A Severe Allergic Reaction to a Shellfish Induced by a Good-Night Kiss«. *Mayo Clinic Proceedings* 2003, Bd. 78, S. 221–222

B. Wüthrich et al., »Kiss-induced allergy to peanut«. *Allergy* 2001, Bd. 56, S. 913

Ein reizender Ehemann

J. Lee et al., »Anaphylaxis to husband's seminal plasma and treatment by local desensitization«. *Clinical and Molecular Allergy* 2008, Bd. 6, S. 13

N. Mike et al., »A new manifestation of seminal fluid hypersensitivity«. *QJM An International Journal of Medicine* 1990, Bd. 75, S. 371–376, zit. nach Shah/Panjabi (s. u.)

G. C. Nist, P. v. d. Driesch, »Human seminal plasma allergy – a rare cause of recurrent anaphylaxis«. *Journal der Deutschen Dermatologischen Gesellschaft* 2007, Bd. 5, S. 34–36

A. Shah, C. Panjabi, »Human seminal plasma allergy: a review of a rare phenomenon«. *Clinical & Experimental Allergy* 2004, Bd. 34, S. 827–838

Pers. Mitteilung Professor Arthur Helbling, Institut für Allergologie und Immunologie, Inselspital Bern, 21. 8. 2009

Paartherapie

H. L. Cooper et al., »A case of conjugal azathioprine-induced contact hypersensitivity«. *The New England Journal of Medicine* 2008, Bd. 359, S. 1524–1526

F. Gruber et al., »Postcoital fixed drug eruption in a man sensitive to trimethoprim-sulphamethoxazole«. *Clinical and Experimental Dermatology* 1997, Bd. 22, S. 144–145

W. J. Paladine et al., »Possible Sensitivity to Vinblastine in Prostatic or Seminal Fluid«. *The New England Journal of Medicine* 1975, Bd. 292, S. 52

A. Shah, C. Panjabi, »Human seminal plasma allergy: a review of a rare phenomenon«. *Clinical & Experimental Allergy* 2004, Bd. 34, S. 827–838

A. Shah, C. Panjabi, »Asthma, Hypersensitivity, and Coitus«. *American Journal of Respiratory and Critical Care* 2004, Bd. 170, S. 1135

Pers. Mitteilung Patrizia Gempeler, PHD, Head Quality Assurance, Teva Pharma, 4147 Aesch, 11. 8. 2009

Tücken des Alltags

Eine herzergreifende Einkaufstour

J. R. Gimbel et al., »Electronic Article Surveillance Systems and Interactions with Implantable Cardiac Devices: Risk of Adverse Interactions in Public and Commercial Spaces«. *Mayo Clinic Proceedings* 2007, Bd. 82, S. 318–322

Suva Factsheet: »Elektromagnetische Verträglichkeit von Herzschrittmachern und implantierten Defibrillatoren im Umfeld von elektronischen Sicherheitssystemen«. Version Juli 2008

Pers. Mitteilung Dr. med. Thomas Amport, Abteilung Arbeitsmedizin, Suva Luzern

Pers. Mitteilung Professor F. Duru, Kardiologie, Universitätsspital Zürich, 21. 12. 2016

Pers. Mitteilung J. Rod Gimbel, MD, Kardiologe, Tennessee

Vom Kobold gepackt

T. M. Alschibaja: »Penisverletzungen bei Masturbation mit Staub-saugern«. Inauguraldissertation Technische Universität München 1978; http://devnull-de.org/DOKTORARBEIT_Penisverletzungen_bei_Masturbation_mit_Staubsaugern.pdf

Gesundheitsberichterstattung des Bundes, Unfälle in Heim und Frei-zeit in Deutschland; www.gbe-bund.de/gbe10/ergebnisse.prc_tab?fid=7751&?suchstring=&query_id=&sprache=D&fund_typ=TAB&methode=?&vt=&verwandte=1&page_ret=0&seite=1&p_sprachkz=D&p_uid=?gast&p_lfd_nr=3&p_news=&p_aid=49 135 002&hlp_nr=1&p_janein=J am 25. 10. 2009

M. Lehsnau, »Penile injury caused by a Moulinette. Result of autoerotic self-mutilation«. *Der Urologe* 2007, Bd. 46, S. 776–779

S. Müller-Kölbl et al., »KOBOLD-Verletzung«. In: Georg Bauer, *Festschrift für Wilhelm Holczabek*, Wien 1988

Pers. Mitteilung Jürgen Hardt, Vorwerk & Co. KG, 23. 7. 2009

Pers. Mitteilung Daniel Menna, Mediensprecher bfu – Beratungsstelle für Unfallverhütung, Bern, 28. 10. 2009

Pers. Mitteilung Michael Wyssmann, Vorwerk & Co. KG, 24. 7. 2009

Die aufgeblasene Patientin

X. Y. Kitzing, S. McCormack, »Pneumoperitoneum: a non-surgical cause«. *The Medical Journal of Australia* 2008, Bd. 189, S. 678

Golfernippel und Königskobra

M. A. Buchanan et al., »Is golf bad for your hearing?«. *British Medical Journal* 2008, Bd. 337, S. a2835

H. S. Füessl, M. Middecke, *Anamnese und Klinische Untersuchung*. Stuttgart, 2. Aufl., 2002

D. S. Watson et al., »Golf cart-related injuries in the U. S.«. *American Journal of Preventive Medicine* 2008, Bd. 35, S. 55–59

I. Zaki, *British Medical Journal* 1998, Bd. 316, S. 1992

DDP: Geräusche in Dezibel. Vom Ticken der Uhr bis zum Press-
lufthammer. Welt online, 14. 8. 2004; www.welt.de/print-welt/
article334313/Vom_Ticken_der_Uhr_bis_zum_Presslufthammer.
html am 26. 9. 2009

Schreibtischopfer

C. L. Arya et al., »Accidental condom inhalation«. *Indian Journal of
Chest -Diseases and Allied Sciences* 2004, Bd. 46, S. 55–58

I. Ben-Dov et al., »Foreign body aspiration in the adult: an occult cause
of chronic pulmonary symptoms«. *Postgraduate Medical Journal*
1989, Bd. 65, S. 299–301

S. Buchholz et al., »Foreign body inhalation: a nut in the tree«. *The
Medical Journal of Australia* 2008, Bd. 189, S. 636

L. Budnick, »Toothpick-related Injuries in the United States, 1979
Through 1982«. *The Journal of the American Medical Association*
1984, Bd. 252, S. 796–797

P. J. Ciolek, R. R. Lorenz, »Misdiagnosis of a Tracheal Foreign Body«.
JAMA Otolaryngology–Head & Neck Surgery 2017, Bd. 143,
Nr. 1, S. 95–96

O. Dikensoy et al., »Foreign body aspiration: clinical utility of flexible
bronchoscopy«. *Postgraduate Medical Journal* 2002, Bd. 78, S. 399–
403

C. Jackson, C. L. Jackson, *Diseases of the Air and Food Passages of Foreign
Body Origin*, Philadelphia 1936, zit. nach Limper (s. u.)

M. Kaptanoglu et al., »Turban pin aspiration; a potential risk for young
Islamic girls«. *International Journal of Pediatric Otorhinolaryngology*
1999, Bd. 48, S. 131–135

A. H. Limper et al., »Tracheobronchial foreign bodies in adults«.
Annals of Internal Medicine 1990, Bd. 112, S. 604–609

C. M. Loo et al., »Case series of bronchoscopic removal of tracheobronchial foreign body in six adults«. *Annals*, Academy of Medicine,
Singapore 1998, Bd. 27, S. 849–853

C. M. Zubrinich et al., »Clinical examination is still good: suck it and see«. *The Medical Journal of Australia* 2007, Bd. 187, S. 692

Pers. Mitteilung Ursula Bär, Statistisches Bundesamt Zweigstelle Bonn, Gruppe VIIIA-Gesundheit, 29. 10. 2009

Pers. Mitteilung Erwin K. Wüest, Bundesamt für Statistik, 16. 7. 2009 und 31. 8. 2017

Wer schön sein will, muss leiden

Das Schönheitssalon-Syndrom

T. Brandt, *Vertigo*. Berlin, 2. Aufl. 1999

R. Fogelholm, P. Karli, »›Iatrogenic‹ brain stem infarction. A complication of x-ray examination of the cervical spine and following posterior tamponation of the nose«. *European Neurology* 1975, Bd. 13, S. 6–12

A. J. Fox, »Neuroimaging misinformation«. *Canadian Medical Association Journal* 2003, Bd. 168, S. 400

J. G. Heckmann et al., »Beauty Parlor Stroke Syndrome«. *Cerebrovascular Diseases* 2006, Bd. 21, S. 140–141

M. S. Parmar, »Telephone stroke«. *Canadian Medical Association Journal* 2002, Bd. 167, S. 1104

M. I. Weintraub, »Beauty parlor stroke syndrome: report of five cases«. *The Journal of the American Medical Association* 1993, Bd. 269, S. 2085–2086

M. I. Weintraub, A. Khoury, »Cerebral Hemodynamic Changes Induced by Simulated Tracheal Intubation: A Possible Role in Perioperative Stroke? Magnetic Resonance Angiography and Flow Analysis in 160 Cases«. *Stroke* 1998, Bd. 29, S. 1644–1649

Pers. Mitteilung Professor Dr. med. Rainer Fogelholm, 30. 10. 2009

Pers. Mitteilung Professor Michael I. Weintraub, New York Medical College Valhalla, 15. 8. 2009

Die ungeschminkte Wahrheit

J. M. Burr, *British Medical Journal* 1998, Bd. 316, S. 872

M. Gelardi et al., »Blowing a nose black and blue«. *The Lancet* 2009, Bd. 373, S. 780

Pers. Mitteilung Dr. Bernhard Merz, Naturhistorisches Museum Genf, 23. 7. 2009

Pers. Mitteilung Professor Rüdiger Wagner, Institut für Biologie, Universität Kassel, 28. 7. 2009

Ein tödlicher Nagel

H. Colm, J. A. Wilson, *British Medical Journal* 1999, Bd. 318, S. 136

S. Dindyal et al., »Falls in the elderly – the need for more access to chiro-pody«, 8. 2. 2008. Rapid Response to: S. Gates et al., »Multifactorial assessment and targeted intervention for preventing falls and injuries among older people in community and emergency care settings: systematic review and meta-analysis«. *British Medical Journal* 2008, Bd. 336, S. 130–133

R. Fraser, »Nail in the coffin«. *The Lancet* 2003, Bd. 361, S. 90

www.bmj.com/cgi/eletters/336/7636/130 am 1. 11. 2009

Pers. Mitteilung Professor Robin Fraser MD, University of Otago, 20. 10. 2009

Ärger mit den dritten Zähnen

Der Patient mit der lockeren Schraube

J. C. Cejka et al., »Unlucky ... unlucky ...«. *The Lancet* 2005, Bd. 365, S. 680

S. M. Cameron et al., »Foreign body aspiration in dentistry: a review«. *The Journal of the American Dental Association* 1996, Bd. 127, S. 1224–1229

A. H. Limper et al., »Tracheobronchial foreign bodies in adults«. *Annals of Internal Medicine* 1990, Bd. 112, S. 604–609

Auf den Zahn gefühlt

N. P. v. Haacke, J. A. Wilson, »Missing denture as a cause of recurrent laryngeal nerve palsy«. *British Medical Journal (Clin Res Ed)* 1986, Bd. 292, S. 664

A. Tsunoda et al., »A missing denture«. *The Lancet* 2004, Bd. 364, S. 1884

Gute Haftung, teuer erkauft

S. P. Nations et al., »Denture cream: an unusual source of excess zinc, leading to hypocupremia and neurologic disease«. *Neurology* 2008, Bd. 71, S. 639–643

L. Thomas (Hrsg.), *Labor und Diagnose*. Frankfurt am Main, 5. Aufl. 2000

M. S. Willis et al., »Zinc-induced copper deficiency: a report of three cases initially recognized on bone marrow examination«. *American Journal of Clinical Pathology* 2005, Bd. 123, S. 123–125

Pers. Mitteilung Professor Sharon P. Nations, UT Southwestern Medical Center, 14. 11. 2009

Gefährliche Metalle

Drei Seemänner in Not

Report on the investigation by the Marine Accident Investigation Branch, 23. 9. 2007
www.maib.gov.uk/publications/investigation_reports/2008/errv_viking_islay.cfm am 30. 9. 2009
www.oilpubs.com/oso/article.asp?v1=6721 am 30. 9. 2009

Thunfisch und Tee

K. Cooper et al., »Public health risks from heavy metals and metalloids present in traditional Chinese medicines«. *Journal of Toxicology and Environmental Health, Part A: Current Issues* 2007, Bd. 70, S. 1694–1699

R. C. M. Ho et al., »Amnesia, political ambition, and canned tuna«. *The Lancet* 2009, Bd. 373, S. 352

C. Koh et al., »Mercury poisoning: a rare but treatable cause of failure to thrive and developmental regression in an infant«. Hong Kong Medical Journal 2009, Bd. 15, S. 61–64

G. J. Myers et al., »Can one get amnesia from canned tuna? What are we forgetting?«; R. C. M. Ho, A. Mak, »Author's reply«. *The Lancet* 2009, Bd. 373, S. 1672

Die neue Hüfte

M. Barborik, J. Dusek, »Cardiomyopathy accompanying industrial cobalt exposure«. *British Heart Journal* 1972, Bd. 34, S. 113–116

I. D. Learmonth, C. P. Case, »Metallic debris from orthopaedic implants«. *The Lancet* 2007, Bd. 369, S. 542–544

M. C. Rizzetti et al., »Loss of sight and sound. Could it be the hip?«. *The Lancet* 2009, Bd. 373, S. 1052

J. C. Rompen, C. C. P. M. Verheyen, P. Gallinaro, G. Piolatto, »Blind and deaf after total hip replacement?«. *The Lancet* 2009, Bd. 373, S. 1944; »Author's reply«. S. 1944–1945

W. Steens et al., »Severe cobalt poisoning with loss of sight after ceramic-metal pairing in a hip – a case report«. *Acta Orthopaedica* 2006, Bd. 77, S. 830–832

Pers. Mitteilung Dr. med. Cristina Rizzetti, Department of Medical and Surgical Sciences, Unit of Neurology, University of Brescia, 28. 9., 1. 10. und 19. 10. 2009

Gift aus dem Kanonenrohr

D. Lison et al., »Toxicity of tungsten«. *The Lancet* 1997, Bd. 349, S. 58; P. Marquet et al., »Reply«. *The Lancet* 1997, Bd. 349, S. 58

P. Marquet et al., »A soldier who had seizures after drinking quarter of a litre of wine«. *The Lancet* 1996, Bd. 348, S. 1070

P. Marquet et al., »Tungsten determination in biological fluids, hair and nails by plasma emission spectrometry in a case of severe acute intoxication in man«. *Journal of Forensic Science* 1997, Bd. 42, S. 527–530

Pers. Mitteilung Professor Gérard Lachâtre, Chef de service Pharmacologie et toxicologie, Hôpital Dupuytren, Limoges, 28. 10. 2009

Pers. Mitteilung Dr. med. Cornelia Reichert, Oberärztin am Schweizerischen Toxikologischen Informationszentrum, 2. 10. 2009

Schwerer als Gras

F. Busse et al., »Lead poisoning due to adulterated marijuana«. *The New England Journal of Medicine* 2008, Bd. 358, S. 1641–1642

F. Busse et al., »Bleiintoxikationen durch gestrecktes Marihuana in Leipzig«. *Deutsches Ärzteblatt* 2008, Bd. 105, S. 757–762

S. Nogué, A. Culla, »Images in clinical medicine. Burton's line«. *The New England Journal of Medicine* 2006, Bd. 354, S. e21

L. Thomas (Hrsg.), *Labor und Diagnose*. Frankfurt am Main, 5. Aufl. 2000

Pers. Mitteilung Professor Michael Stumvoll, Direktor der Medizinischen Klinik und Poliklinik III, Universitätsklinik Leipzig, 1. 9. und 4. 9. 2009

Ansteckungsgefahren

Der Mann, der nicht mehr schlafen konnte

H. Dusch, M. Altwegg, »Tropheryma whipplei«. In: H. Mittermayer, F. Allerberger, *Spektrum der Infektionskrankheiten*. Bd. 1, Balingen 2006; www.spitta.de/fileadmin/tt_news/shop/pdf/916792/Spktr_der_Infekkrank_916792_Spitta.pdf am 1. 11. 2009

F. Dutly, M. Altwegg, »Whipple's Disease and ›Tropheryma whippei‹«. *Clinical Microbiology Reviews* Juli 2001, S. 561–583

K. Lieb et al., »Insomnia for 5 years«. *The Lancet* 1999, Bd. 354, S. 1966

American Academy of Sleep Medicine: The International Classification of Sleep Disorders. Rev. Ed, 2001

T. Marth, G. E. Feurle, »Infektion mit Tropheryma whipplei«. *Deutsches Ärzteblatt* 2002, Bd. 99, S. A3265–3271

U. Voderholzer et al., »Transient total sleep loss in cerebral Whipple's-disease: a longitudinal study«. *Journal of Sleep Research* 2002, Bd. 11, S. 321–329

Pers. Mitteilung Professor Klaus Lieb, Direktor der Klinik für Psychiatrie und Psychotherapie, Universitätsmedizin Mainz, 14. 10. 2009

Der Stinkfinger

D. Bonn, »Clostridium novyi revealed as heroin contaminant«. *The Lancet* 2000, Bd. 355, S. 2230

C. M. Mills et al., »A man who pricked his finger and smelled putrid for 5 years«. *The Lancet* 1996, Bd. 348, S. 128

Informationssystem CliniPharm CliniTox des Instituts für Veterinärpharmakologie und -toxikologie, Universität Zürich; www.vetpharm.uzh.ch/wir/BAKT2100/0120–F.htm am 19. 9. 2009

http://web.mst.edu/~microbio/BIO221_2003/C_novyi.html am 19. 9. 2009

Pers. Mitteilung Dr. Caroline Mills, Gwent HealthCare NHS Trust – General Medicine, 21. 9. und 19. 10. 2009

Schwein gehabt

W. Köhler (Hrsg.) et al., *Medizinische Mikrobiologie*. München, 8. Aufl. 2001

V. Vinay Kapur et al., »A starry sky in the brain«. *The Medical Journal of Australia* 2007, Bd. 187, S. 709

A. T. Zimmermann, W. S. Jeffries, »Taenia solium and neurocysticercosis«. *The Medical Journal of Australia* 2001, Bd. 175, S. 670–671

http://bioweb.uwlax.edu/bio203/s2008/geske_rich/resources.htm am 16. 7. 2009

Verräterische Spuren

M. Cavassini et al., »Die infektiöse Endokarditis (Teil 1 und 2)«. *Schweizerisches Medizin-Forum* 2002, Nr. 32/33, S. 759–764, und Nr. 34, S. 781–788

N. I. Jowett, *British Medical Journal* 1999, Bd. 319, S. 392

A. M. Redmond et al., »Endocarditis after use of tongue scraper«. *Emerging Infectious Diseases* 2007, Bd. 13, S. 1440–1441

W. Siegenthaler, *Siegenthalers Differenzialdiagnose*. Stuttgart, 19. Aufl. 2005
www.meduniwien.ac.at/expatho/leit/Herz%201%20Endokarditis. pdf am 1. 11. 2009

Pers. Mitteilung Dr. med. Johannes Holzmeister, Oberarzt, Klinik für Kardiologie, Universitätsspital Zürich, 12. 10. 2009

Pers. Mitteilung Dr. Nigel Jowett, 1. 9. 2009

Treu bis in den Tod

C. Bartels et al., »Methicillin-Resistente Staphylokokken: Frühes Screening senkt die Zahl der Infektionen«. *Deutsches Ärzteblatt* 2008, Bd. 105, S. A-672/B-590/C-578

J. G. Bartlett, »Methicillin-resistant Staphylococcus aureus infections«. *Topics in HIV Medicine* 2008, Bd. 16, S. 151–155

R. J. Gordon, F. D. Lowy, »Pathogenesis of Methicillin-Resistant Staphylococcus aureus Infection«. *Clinical Infectious Diseases* 2008, Bd. 46 (Suppl 5), S. 350–359

D. Janssen et al., »Methicillin-Resistant Staphylococcus aureus Skin Infections from an Elephant Calf – San Diego, California 2008«. *Morbidity and Mortality Weekly Report*, 6. 3. 2009, Bd. 58, S. 194–198

MRSA-net, www.mrsa-net.nl/de/personal/mrsa-allgemein-personal/ was-ist-mrsa-personal/390-wie-häufig-gibt-es-mrsa-in-deutsch land am 7. 9. 2017

B. E. Rutland et al., »Human-to-Dog Transmission of Methicillin-Resistant Staphylococcus aureus«. *Emerging Infectious Diseases* 2009, Bd. 15, S. 1328–1330

Pers. Mitteilung Professor Pietro Vernazza, Chefarzt Infektiologie/ Spitalhygiene am Kantonsspital St. Gallen, 30. 9. 2009

Transplantationen mit Folgen

Der verpflanzte Krebs

S. A. Birkeland, H. H. Storm, »Risk for tumor and other disease transmission by transplantation: a population-based study of unrecognized malignancies and other diseases in organ donors«. *Transplantation* 2002, 74(10):1409-13

H. M. Kauffman, M.A. McBride, »Transplant tumor registry: donor related malignancies«. *Transplantation* 2002 74(3):358-62

V. Kohli et al., »Transplantation-Transmitted Tuberculosis – Oklahoma and Texas, 2007«. *Morbidity and Mortality Weekly Report*, 4. 4. 2008, Bd. 57, S. 333–336

R. M. MacKie et al., »Fatal melanoma transferred in a donated kidney 16 years after melanoma surgery«. *The New England Journal of Medicine* 2003, Bd. 348, S. 567–568

Pers. Mitteilung Professor MacKie, 10. 8. 2009

Die Secondhandallergie

M. Castells, J. Boyce, »Transfer of peanut allergy by a liver allograft«. *The New England Journal of Medicine* 1998, Bd. 338, S. 202–203

C. Legendre et al., »Transfer of Symptomatic Peanut Allergy to the Recipient of a Combined Liver-And-Kidney Transplant«. *The New England Journal of Medicine* 1997, Bd. 337, S. 822–824

T. G. Phan et al., »Passive transfer of nut allergy after liver transplantation«. *Archives of Internal Medicine* 2003, Bd. 163, S. 237–239

Pers. Mitteilung PD Dr. med. Thomas Kündig, Leitender Arzt an der Dermatologischen Klinik, Universitätsspital Zürich, 5. 10. 2009

Das Mädchen mit den zwei Blutgruppen

S. I. Alexander et al., »Chimerism and tolerance in a recipient of a deceased-donor liver transplant«. *The New England Journal of Medicine* 2008, Bd. 358, S. 369–74

A. Fossgreen, »Wechsel der Blutgruppe nach einer Lebertransplantation«. *Tages-Anzeiger*, 26. 1. 2008, S. 42

T. Lund, J. Tolar, *N Engl J Med* 2008; 358:2075

S. Rubinsztein-Dunlop, »Aust doctors hail teen's transplant ›miracle‹«. *ABC News*, 24. 1. 2008

Pers. Mitteilung Dr. Michael Stormon, Children's Hospital at Westmead, University of Sydney, 28. 10. 2009

Farbverirrungen

Stoff für blaue Stunden

S. Aun Quah et al., *British Medical Journal* 2006, Bd. 333, S. 610

L. Barron et al., »Post-Christmas blues: A rare cause of cyanosis«. *Canadian Respiratory Journal* 2001, Bd. 8, S. 39–40

T. Breidthardt et al., »Der ›blaue‹ Mann«. *Schweizerisches Medizin-Forum* 2006, Bd. 6, S. 612

Gelb ist die Fürsorge

H. S. Füessl, M. Middeke, *Anamnese und klinische Untersuchung*. Stuttgart 2002

B. Gurtner, »Anamnese«. *Schweizerisches Medizin-Forum* 2004, Bd. 4, S. 204

B. Gurtner, *Biopsien*. Wald/ZH 2000

L. Thomas (Hrsg.), *Labor und Diagnose*. Frankfurt am Main, 5. Aufl. 2000

www.med4you.at/laborbefunde/lbef_bilirubin.htm

Alles mit anderen Augen sehen

J. M. Burr, *British Medical Journal* 1998, Bd. 316, S. 872

Pers. Mitteilung Professor Dr. Dr. Jens Funk, Augenklinik, Universitätsspital Zürich, 16. 10. 2009

Eine Großmutter zum Fürchten

C. Barton et al., *British Medical Journal* 2004, Bd. 329, S. 926

T. Grobosch et al., »Akute Intoxikation mit Coumatetralyl. Kasuistik aus dem Arbeitskreis Klinische Toxikologie«. *T* + *K* (2005), Bd. 72, S. 50; www.gtfch.org/tk/tk72_1/Grobosch1.pdf am 7. 8. 2009

K. D. Jürgens (Hrsg.), *Physiologie*. München, 7. Aufl. 2004

Auf die Dosis kommt es an

Salat und Brownies

bT/AP, »Nach Salatgenuss landeten vier Personen im Spital«. *Aargauer Tagblatt*, 26. 7. 1996

S. Fogleman et al., »Inadvertent Ingestion of Marijuana – Los Angeles, California, 2009«. *Morbidity and Mortality Weekly Report*, 4. 9. 2009, Bd. 58, S. 947–950

M. Frei, »Dünner, und dafür depressiv?«, *Tages-Anzeiger*, 27. 6. 2006

H. Meier, H. J. Vonesch, »Cannabis poisoning after eating salad«. *Schweizerische Medizinische Wochenschrift* 1997, Bd. 127, S. 214–218

Meldungen der Nachrichtenagenturen SDA und AP vom 25. 7. 1996

Schweizerische Fachstelle für Alkohol- und andere Drogenprobleme, Drogeninfo Cannabis; www.sfa-ispa.ch/Doc-Upload/di-cannabis.pdf am 13. 9. 2009

Verordnung des EDI über Fremd- und Inhaltsstoffe in Lebensmitteln (1817 021.23) vom 26. 6. 1995 (Stand 25. 5. 2009)

Pers. Mitteilung Dr. med. Hansjörg Meier, Zofingen, 13. 9. 2009

Auskunft Eve & Rave Switzerland, 8. 10. 2009

K. o. durch Cola

Coca-Cola-Nährwertbroschüre. Coca-Cola Deutschland GmbH; www.coca-cola-gmbh.de/pdf/cc_naehrwertbroschuere.pdf am 7. 9. 2009

http://de.coca-cola.ch/stories/coca-cola-und-zucker am 7. 9. 2017

D. W. Mudge et al., »Coca-Cola and kangaroos«. *The Lancet* 2004, Bd. 364, S. 1190

C. D. Packer, »Cola-induced hypokalaemia: a super-sized problem«. *International Journal of Clinical Practice* 2009, Bd. 63, S. 833–835

Wieviel Coffein enthält eine Tasse Kaffee? Informationsblatt des Kantonalen Laboratoriums Basel-Stadt vom 23. 8. 2001

Erregender Genuss

J. Finsterer, »Earl Grey tea intoxication«. *The Lancet* 2002, Bd. 359 S. 1484

H. Lerche et al., »Ionenkanalerkrankungen – allgemeine Charakteristika und Pathomechanismen«. *Deutsches Ärzteblatt* 2000, Bd. 97, S. A-1826–1831

Pers. Mitteilung Professor DDr. Josef Finsterer, Krankenanstalt Rudolfstiftung, Wien, 11. 10. 2009

Pers. Mitteilung Andrea Seiler, Fa. Wander, 6. 8. 2009

Pers. Mitteilung Professor Dr. med. François Verrey, Leiter des Instituts für Physiologie, Universität Zürich, 14. 10. 2009

Tödliche Verbindung

A. K. Al-Allaf et al., »Pericardial tamponade caused by Pasteurella multocida infection after a cat bite«. *Postgraduate Medical Journal* 2001, Bd. 77, S. 199–200

U. Becker et al., »Eine mörderische Katze«. *Schweizerisches Medizin-Forum* 2008, Bd. 8, S. 982–983

E. J. Best et al., »An unusual neonatal zoonosis«. *The Medical Journal of Australia* 2005, Bd. 182, S. 137

J. D. Kravetz, D. G. Federman, »Cat-associated Zoonoses«. *Archives of Internal Medicine* 2002, Bd. 162, S. 1945–1952

T. Welzel, »Pasteurella multocida«. In: *Lexikon der Infektionskrankheiten des Menschen. Erreger, Symptome, Diagnose, Therapie und Prophylaxe*. Berlin, 3., vollständig überarbeitete und aktualisierte Aufl. 2009; www.springerlink.com/content/x026 0764uqg35 561/fulltext.pdf?page=1 am 11. 10. 2009
www.antibiotikamonitor.at/12_99/12_99_2.htm

Pers. Mitteilung Dr. med. Christian Giambarba, Oberarzt am Waidspital Zürich, 21. 8. 2009

Vorsicht, Tiere!

Das Torbogenphänomen

A. Maute, Vergleichende Untersuchung zu Organisations- und Arbeitsstrukturen von Rinderbesamungsstationen in Europa, Nordamerika, Australien und Neuseeland. Inaugural-Dissertation, Tierärztliche Hochschule Hannover 2003, unter
http://deposit.ddb.de/cgi-bin/dokserv?idn=969 249 004&dok_var=d1&dok_ext=pdf&filename=969 249 004.pdf am 17. 7. 2009

Pers. Mitteilung Professor Wolfgang Eisenmenger, Rechtsmedizinisches Institut der Universität München

Von Samtpfoten misshandelt

C. Foley, A. Nicholls, *British Medical Journal* 1998, Bd. 317, S. 1092

G. Reichel, B. Neundörfer, »Pathogenese und Therapie der peripheren diabetischen Polyneuropathien«. *Deutsches Ärzteblatt* 1996, Bd. 93, S. A-963–968

W. A. Scherbaum, www.diabetes-deutschland.de, am 11. 8. 2009

D. Ziegler, F. A. Gries, »Serie: Diabetische Neuropathie. Klassifikation, Epidemiologie, Prognose und sozialmedizinische Bedeutung«. *Deutsches Ärzteblatt* 1996, Bd. 93, S. A-680–684; www.pflegebern.ch/cms/

fileadmin/user–upload/Praxis/Diabetes/Diabetes%20Mellitus%
www.pflegebern.ch/cms/fileadmin/user_upload/Praxis/Diabetes/
Diabetes%20Mellitus%20Dr.%20A.%20Troendle%20SBZ.pdf
am 1. 11. 2009

Pers. Mitteilung Professor Marc Donath, Endokrinologie und Diabetologie, Universitätsspital Zürich, 8. 10. 2009

Tatort Wohnung

J. Goddard, R. deShazo, »Bed bugs (Cimex lectularius) and clinical
consequences of their bites«. *The Journal of the American Medical
Association* 2009, Bd. 301, S. 1358–1366

M. J. Pritchard, S. W. Hwang, »Cases: Severe anemia from bedbugs«.
Canadian Medical Association Journal 2009, Bd. 181, S. 287–288

So ein Käse

M. Berenbaum, *Ninety-nine more maggots, mites, and munchers.* University of Illinois Press 1993; www.books.google.com

G. Goettle, »Zu Besuch bei einem forensischen Entomologen«. *taz*
Nr. 6758, 27. 5. 2002, S. 16–17, unter http://wiki.benecke.com/
index.php?title=2002–05–27_taz:_Fauna_auf_Kadavern

L. E. Peckenschneider et al., »Intestinal Infestation with maggots of the
›Cheese Fly‹ (Piophila Casei)«. *The Journal of the American Medical
Association* 1952, Bd. 149, S. 262–263

Pers. Mitteilung Rolf Beeler, Maître Fromager, CH-Nesselnbach,
Sept. 2009

Pers. Mitteilung Bernhard Merz, 23. 7. 2009

Unfälle und Verletzungen

Rätselhafte Nadeln

K. Abbassioun et al., »Intracranial sewing needles: Review of 13 cases«. *Journal of Neurology, Neurosurgery & Psychiatry* 1979, Bd. 42, S. 1046–1049

X. Meng, »Traffic injury or attempted infanticide?«. *Forensic Science International* 2001, Bd. 122, S. 73–74

Gefahr im Rücken

M. Frei, »Unterwegs mit einem Messer im Rücken«. *Tages-Anzeiger*, 5. 1. 2006

K. Händel, »Handlungsfähigkeit trotz schwerster Verletzung«. *Kriminalistik*, Heft 1/1974, S. 16

Pers. Mitteilung Bruno Suter, Polizeibeamter a. D.

Die Wanderkugel

O. Monneuse et al., »The case of a migrating bullet«. *The Lancet* 2006, Bd. 368, S. 1392

Ins Herz geschlossen

N. Bett, L. Walters, »Delayed presentation of right ventricular bullet embolus«. *Heart* 2004, Bd. 90, S. 1298

Pers. Mitteilung Prof. Nicholas Bett, Department of Cardiology, University of Queensland am 28. 8. 2009

Eine unscheinbare Wunde

Epidemiologisches Bulletin des Robert Koch-Instituts, 13. 6. 2008/ Nr. 24, S. 193–195

K. König et al., »Atypical Tetanus in a Completely Immunized 14-Year-Old Boy«. *Pediatrics* 2007, Bd. 120, S. e1355–1358

Pers. Mitteilung Dr. Brigitte Dorner, Leiterin ZSB 3 Biologische
Toxine, Zentrum für Biologische Gefahren und Spezielle Patho-
gene, Robert Koch-Institut Berlin, 23. 9. 2003 und 13. 9. 2017
Pers. Mitteilung PD Dr. phil. II Herbert Hächler, Nationales Zentrum
für enteropathogene Bakterien, Institut für Lebensmittelsicherheit
und -hygiene der Universität Zürich, 2. 10. 2009
Pers. Mitteilung Dr. med. Kai König, 22. 9. 2009

Kaugummi mit Nebenwirkungen

Jesus leistet Erste Hilfe
A. Coutts, »Chewing gum for extradural haemorrhage«. *British Medical
Journal* 1998, Bd. 317, S. 1687

Die Frau, die sich dünn kaute
J. Bauditz et al., »Severe weight loss caused by chewing gum«. *British
Medical Journal* 2008, Bd. 336, S. 96–97
Pers. Mitteilung PD Dr. med. Jürgen Bauditz, Oberarzt IV. Medizini-
sche Klinik, Charité Campus Mitte, Berlin

Geballte Energie
K. Aktories et al., *Allgemeine und Spezielle Pharmakologie und Toxikolo-
gie*. München, 9. Aufl. 2005
J. L. Donovan et al., »A Primer on Caffeine Pharmacology and Its Drug
Interactions in Clinical Psychopharmacology«. *Psychopharmacology
Bulletin* 2001, Bd. 35, S. 30–48
R. Kraemer, M. H. Schöni, *Berner Datenbuch der Pädiatrie*. Bern 2005
F. Natale et al., »When chewing gum is more than just a bad habit«. *The
Lancet* 2009, Bd. 373, S. 1918
Wieviel Coffein enthält eine Tasse Kaffee? Informationsblatt des Kan-
tonalen Laboratoriums Basel-Stadt vom 23. 8. 2001
Pers. Mitteilung Dr. Francesco Natale, 16. 7. 2009

Am falschen Ort

S. N. Njau, »Adult sudden death caused by aspiration of chewing gum«. *Forensic Science International* 2004, Bd. 139, S. 103–106

A. G. Thompson et al., »Cardiac arrest and chewing gum – an unfortunate combination«. *The Medical Journal of Australia* 2007, Bd. 187, S. 635

M. Wenke, O. Akça, »Chewing Gum on a Laryngeal Mask Airway«. *Anesthesiology* 2002, Bd. 97, S. 1647–1648

Stiftung für Patientensicherheit: *Quick Alert* Nr. 7, 19. 1. 2009

Riskante Speisen

Das Zünglein an der Waage

B. Amann-Vesti, »Diagnose und Therapie thromboembolischer Krankheiten«; www.eft2009.ch/eft/fileadmin/pdf/Referate_08/VIII_Amann-Vesti_08.pdf am 7. 9. 2009

L. A. Grande et al., »Attention – grapefruit!«. *The Lancet* 2009, Bd. 373, S. 1222

B. Staub, »Medikamente und Grapefruitsaft«. *pharma-kritik* Jg. 18, Nr. 7; www.infomed.org/pharma-kritik/pk07a-96.html am 11. 10. 2009

www.uni-leipzig.de/~pharmk/lehre/Kurs/CYP.pdf am 11. 10. 2009

Pers. Mitteilung Dr. Lars Asmis, Oberarzt Gerinnung, Klinik für Hämatologie, Universitätsspital Zürich, 14. 10. 2009

Pers. Mitteilung Dr. med. Marc Husmann, Stv. Klinikdirektor der Klinik für Angiologie, Universitätsspital Zürich, 15. 10. 2009

Sandwich bis zum Abwinken

P. W. Armstrong et al., »Swallow syncope«. *Canadian Medical Association Journal* 1985, Bd. 132, S. 1281–1284

C. J. Boos et al., »Dangerous sandwiches«. *The Lancet* 2008, Bd. 372, S. 2164

K. H. Kang et al., »Cases of swallow syncope induced by the activation of mechanoreceptors in the lower esophagus«. *The Korean Journal of Internal Medicine* 2005, Bd. 20, S. 68–71

J. N. St John, »Swallow syncope: a form of glossopharyngeal neuralgia?«. *Canadian Medical Association Journal* 1986, Bd. 134, S. 309

I. W. Tomlinson, K. M. Fox, »Carcinoma of the oesophagus with ›swallow syncope‹«. *British Medical Journal* 1975, Bd. 2, S. 315–316

Pers. Mitteilung Dr. Christopher Boos, 27. 8. und 5. 11. 2009

Fischkampf mit Spätfolgen

D. C. Gan et al., »Transient ischaemic attack caused by an ingested stingray barb«. *The Medical Journal of Australia* 2008, Bd. 189, S. 668–669

M. M. Ramadan, M. E.-S. El-Desouky, »Esophageal Foreign Body«. *The New England Journal of Medicine* 2009, Bd. 361, S. e11

Toxikologische Abteilung der II. Medizinischen Klinik der Technischen Universität München;
www.toxinfo.org/toxinfo/db/frameset.php?genic=
STACHELROCHEN am 13. 8. 2009

Schrot(t) im Darm

W. M. Cox, G. R. Pesola, »Images in clinical medicine. Buckshot ingestion«. *The New England Journal of Medicine* 2005, Bd. 353, S. e23

V. Durlach et al., »Appendicectomy in an unusual case of lead poisoning«. *The Lancet* 1986, Bd. 1, S. 687–688

P. Gustavsson, L. Gerhardsson, »Intoxication from an accidentally ingested lead shot retained in the gastrointestinal tract«. *Environmental Health Perspectives* 2005, Bd. 113, S. 491–493

H. H. Madsen et al., »Blood lead levels in patients with lead shot retained in the appendix«. *Acta Radiologica* 1988, Bd. 29, S. 745–746, zit. nach Schep (s. u.)

L. J. Schep et al., »Lead shot in the appendix«. *The New England Journal of Medicine* 2006, Bd. 354, S. 1757; »Author's reply«. S. 1757

Schlimme Bescherung

Botulismus – das Wichtigste in Kürze. Was ist Botulismus? Faktenblätter Botulismus des Schweizerischen Bundesamts für Gesundheit. Stand 1. 6. 2008

D. S. Chertow et al., »Botulism in 4 adults following cosmetic injections with an unlicensed, highly concentrated botulinum preparation«. *The Journal of the American Medical Association* 2006, Bd. 296, S. 2476–2479

M. Daunderer, *Klinische Toxikologie*. 104. Erg.-Lfg. 3/96

E. Roberts et al., »Cranial-nerve palsies and vomiting«. *The Lancet* 1998, Bd. 352, S. 1674

P. Roggenkämper et al., »Botulinumtoxin in der Augenheilkunde«. *Deutsches Ärzteblatt* 2005, Bd. 102, S. A 2782–2787
www.vetpharm.uzh.ch/wir/BAKT2100/0250_F.htm am 5. 9. 2009

Pers. Mitteilung Dr. med. Brigitte Dorner, Leiterin ZSB 3 Mikrobielle Toxine, Zentrum für Biologische Sicherheit, Robert Koch-Institut Berlin, 23. 9. 2003

Pers. Mitteilung PD Dr. phil. II Herbert Hächler, Nationales Zentrum für enteropathogene Bakterien, Institut für Lebensmittelsicherheit und -hygiene der Universität Zürich, 2. 10. 2009

Kopf und Hirn

Onur Güntürkin, Institut für Kognitive Neurowissenschaften:
Iga-Expertendialog.pdf; www.iga-info.de/fileadmin/texte/
2_iga-Expertendialog/iga-Expertendialog_Guentuerkuen_
1a_.pdf am 28. 10. 2009

Eine tolle Frau

K. Aktories et al., *Allgemeine und Spezielle Pharmakologie und Toxiko-logie*. München, 9. Aufl. 2005

D. Frohne, H.-J. Pfänder, *Giftpflanzen*. Stuttgart, 5. Aufl. 2004

P. Joshi et al., »Recurrent autumnal psychosis«. *Postgraduate Medical Journal* 2003, Bd. 79, S. 239–240

G. Madaus, *Lehrbuch der Biologischen Heilmittel*. Bd. 1, Hildesheim 1979

A. Mateo Montoya et al., »Acute anticholinergic syndrome from Atropa belladonna mistaken for blueberries«. *European Journal of Ophthalmology* 2009, Bd. 19, S. 170–172

B. C. Pestalozzi, F. Caduff, »Group poisoning by belladonna«. *Schwei-zerische Medizinische Wochenschrift* 1986, Bd. 116, S. 924–926, zit. nach Frohne (s. o.)

Die Massenvergiftung

R. E. Bartholomew, »›Mystery illness‹ at Melbourne Airport: toxic poi-soning or mass hysteria?«. *The Medical Journal of Australia* 2005, Bd. 183, S. 564–566

B. Gurtner, *Biopsien*. Wald/ZH 2000

S. A. Powell et al., »Mass psychogenic illness presenting as acute stridor in an adolescent female cohort«. *Annals of Otology, Rhinology and Laryngology* 2007, Bd. 116, S. 525–531

Magische Kopfschmerzen

H. J. Bennett, »Hogwarts headaches – misery for muggles«. *The New England Journal of Medicine* 2003, Bd. 349, S. 1779

K. Hagen, »Harry Potter's Headache«. *Headache* 2008, Bd. 48, S. 166

D. Lewis, A. Hershey, »Harry Potter's Headaches«. *Headache* 2008 Bd. 48, S. 167–168

F. Sheftell et al., »Harry Potter and the curse of headache«. *Headache* 2007, Bd. 47, S. 911–916

J. Stone, P. Martis, »Response to Harry Potter and the Curse of head-ache«. *Headache* 2008, Bd. 48, S. 168

Von Mördern verfolgt

C. T. Choh et al., »Unrecognised scurvy«. *British Medical Journal* 2009, Bd. 339, S. b3580

N. Dey et al., »Stranded in San Francisco«. *The Lancet* 2008, Bd. 372, S. 1008

D. Léger, »Scurvy: reemergence of nutritional deficiencies«. *Canadian Family Physician* 2008, Bd. 54, S. 1403–1406

E. Martini, »How did Vasco da Gama sail for 16 weeks without devel-oping scurvy?«. *The Lancet* 2003, Bd. 361, S. 1480

Der geheilte Stalker

F. R. Farnham et al., »Pathology of love«. *The Lancet* 1997, Bd. 350, S. 71

Information der Schweizerischen Epilepsie-Stiftung, Dr. med. Günter Krämer, Medizinischer Direktor des Schweizerischen Epilepsie-Zentrums Zürich: epi info. Was ist eine Temporallappenepilepsie?; www.swissepi.ch/web/swe.nsf/0/58c0d0b265af0f47c125719 f00405924/$FILE/Was%20ist%20eine%20Temporallappe nepilepsie.pdf am 6. 9. 2009

Pers. Mitteilung Professor Hans-Peter Ludin, Humaine Klinik Zihl-schlacht, Zihlschlacht, 9. 10. 2009

Brotlose Medizin

A. Fasano, »Celiac Disease, Gut-Brain Axis, and Behaviour: Cause, Consequence or Merely Epiphenomenon?« *Pediatrics* 2017; 139(3): e20164323

E. Lionetti et al., »Gluten Psychosis: Confirmation of a New Clinical Entity«. *Nutrients* 2015 Jul 8;7(7):5532-9

Pers. Mitteilung Dr. Margherita Mancardi, E-Mail vom 10. 9. 2017

M. Frei: »Weizenbrot bis zum Wahn«, SonntagsZeitung 16. 8. 2015

Zucker im Keller

W. M. J. Bosboom et al., »Yelling attacks and wasted hands«. *The Lancet* 1996, Bd. 348, S. 238

N. Herschkowitz, »Diabetes, Hypoglykämie und das Gehirn«. *d-journal*, Hrsg. Schweizerische Diabetes-Gesellschaft; www.diabetes gesellschaft.ch/de/d_journal/d_journal_archiv/wissen/diabetes_ hypoglykaemie_und_das_gehirn_165 0304 am 20. 9. 2009

F. Strelow, *Klinik, Diagnostik und Therapie beim Insulinom – eine retrospektive Auswertung*. Dissertation an der Medizinischen Fakultät der Charité – Universitätsmedizin Berlin; www.diss.fu-berlin.de/ diss/servlets/MCRFileNodeServlet/FUDISS_derivate_ 00000002415/0_Titeldatei.pdf?hosts= am 20. 9. 2009

Pers. Mitteilung Professor Marc Donath, Endokrinologie und Diabetologie, Universitätsspital Zürich, 8. 10. 2009

Ein kleines Organ spielt verrückt

E. P. Hazen et al., »Case 10-2015: A 15-Year-Old Girl with Graves' Disease and Psychotic Symptoms«. *N Engl J Med* 2015; 372: 1250-8

Vergessene Pediküre

P. J. Rackoff, »A Woman on the toilet«. *The Lancet* 1997, Bd. 350, S. 1444

Information der Neurochirurgischen Klinik der Uniklinik Tübingen; www.neurochirurgie-tuebingen.de/website/index.php?article_ id=141&clang=0 am 12. 9. 2009

Wenig Hirn, aber viel Grips

W. Bartens, »Wieviel Hirn muss sein?«. *Süddeutsche Zeitung*, 19. 7. 2007

J. Borgstein, C. Grootendorst, »Clinical picture: Half a brain«. *The Lancet* 2002, Bd. 359, S. 473

L. Feuillet et al., »Brain of a white-collar worker«. *The Lancet* 2007, Bd. 370, S. 262

»Hirnforschung: Mädchen mit halbem Großhirn entwickelte sich normal«. *Deutsches Ärzteblatt* online, 21. 7. 2009; www.aerzteblatt.de/nachrichten/37 419 am 8. 10. 2009

L. Muckli et al., »Bilateral visual field maps in a patient with only one hemisphere«. *Proceedings of the National Academy of Sciences* 2009, Bd. 106, S. 13 034–13 039

Pressemitteilung der Universität Glasgow vom 20. 7. 2009; www.gla.ac.uk/news/headline_125 704–en.html

L. Yuen, A. Green, *British Medical Journal* 2004, Bd. 328, S. E276

Freizeitfallen

Neues Spiel, neues Leid

A. Bhangu et al., »Wimbledon or bust: Nintendo Wii related rupture of the extensor pollicis longus tendon«. *Journal of Hand Surgery (European Volume)* 2009, Bd. 34, S. 399–400

J. Bonis, »Acute Wiitis«. *The New England Journal of Medicine* 2007, Bd. 356, S. 2431

D. A. Bright, D. C. Bringhurst, »Nintendo elbow«. *The Western Journal of Medicine* 1992, Bd. 156, S. 667–668

J. C. Corkery, »Nintendo power«. *American Journal of Diseases of Children* 1990 Bd. 144, S. 959

A. D. Cowley, G. Minnaar, »Watch out for Wii shoulder«. *British Medical Journal* 2008, Bd. 336, S.110-d; online reply by J. Bonis, »A previously described clinical injury«; www.bmj.com/cgi/eletters/336/7636/110-d#190 947 am 1. 11. 2009

I. M. Fernandez-Guerrero, »WhatsAppitis«. *Lancet* 2014, 22; 383(9922):1040

T. H. H. Guan Koh, »Ulcerative ›nintendinitis‹: a new kind of repetitive strain injury«. *The Medical Journal of Australia* 2000, Bd. 173, S. 671

D. L. Miller, »Nintendo neck«. *Canadian Medical Association Journal* 1991, Bd. 145, S. 1202

S. F. Oon, »›Nintendo-isation‹: Sedentary Lifestyles, Obesity and Increasing Health Problems Including Type 2 Diabetes in Modern Day Children and Adolescents«. *Trinity Students Medical Journal* 2004, S. 21–24

A. C. Peek et al., »White-out from a Wii: traumatic haemothorax sustained playing Nintendo Wii«. *Annals of The Royal College of Surgeons of England* 2008, Bd. 90, S. W9–10

R. J. Robinson et al., »Wii knee«. *Emergency Radiology* 2008, Bd. 15, S. 255–257

J. C. Schink, »Nintendo Enuresis«. *American Journal of Diseases of Children* 1991, Bd. 145, S. 1094

H. J. Vaidya, »Playstation thumb«. *The Lancet* 2004, Bd. 363, S. 1080

D. J. Wood, »The ›How!‹ sign – a central palmar blister induced by overplaying on a Nintendo console«. *Archives of Disease in Childhood* 2001, Bd. 84, S. 28

Perlen, made in China

N. Gunja et al., »Gamma-Hydroxybutyrate poisoning from toy beads«. *The Medical Journal of Australia* 2008, Bd. 188, S. 54–55

B. Madea, »K.-o.-Mittel: Häufigkeit, Wirkungsweise, Beweismittelsicherung«. *Deutsches Ärzteblatt International* 2009, Bd. 106, S. 341–347

North Carolina Department of Health and Human Services, Division of Public Health: Epi Notes Vol 2007–4, Dez. 2007–Feb. 2008

J. L. Runnades, J. Stroobant, »Poisoning from beads«. *British Medical Journal* 2008, Bd. 336, S. 110

D. L. Zvosec et al., »Adverse Events, Including Death, Associated with the Use of 1,4-Butanediol«. *The New England Journal of Medicine* 2001, Bd. 344, S. 87–94

http://en.wikipedia.org/wiki/Bindeez am 18. 7. 2009

http://money.cnn.com/galleries/2007/news/0709/gallery.hot_toys/2.html am 18. 7. 2009

Auskunft der Firma BASF, 22. 7. 2009

Mundgeruch von der Plastikpistole

P. J. Ciolek, R. R. Lorenz, »Misdiagnosis of a Tracheal Foreign Body«. *JAMA Otolaryngology–Head & Neck Surgery* 2017, Bd. 143, Nr. 1, S. 95–96

Nierenschaden vom Schrottplatz

ECDC: Hantavirus-Factsheet; http://ecdc.europa.eu/en/healthtopics/Pages/Hantavirus_Factsheet. aspx?MasterPag http://ecdc.europa.eu/en/healthtopics/Pages/ Hantavirus–Factsheet.aspx?MasterPage=1 am 8. 10. 2009

S. Geis et al., »Aktuelles zu Hantaviren«. *Hessisches Ärzteblatt* 4/2009, S. 242–245

Information des CDC: All About Hantaviruses; http://cdc.gov/ncidod/diseases/hanta/hps/noframes/transmit.htm am 13. 9. 2009

Information des Schweizerischen Bundesamts für Gesundheit; www.bag.admin.ch/themen/medizin/00682/00684/04983/ index.html?lang=de am 13. 9. 2009

D. Schultze et al., »Interstitielle Nephritis durch ein Hantavirus nach Auslandsaufenthalt«. *Schweizerisches Medizin-Forum* 2004, Bd. 4, S. 482–484

A. R. Watson, »Playing in a scrapyard and acute renal failure«. *The Lancet* 1997, Bd. 349, S. 1446

Die Krankheit des Zauberers

Die Berufskrankheit Silikose. Information der Steinbruchs-Berufs-genossenschaft; www.stbg.de/site.aspx?url=/sich_ges/staub/bk.htm am 3. 8. 2009

S. Chong et al., »Pneumoconiosis: comparison of Imaging and Pathologic Findings«. *RadioGraphics* 2006, Bd. 26, S. 59–77

M. Thomeer et al., »A breathless accountant who blew up balloons«. *The Lancet* 1999, Bd. 354, S. 124

Pers. Mitteilung Professor Rolf Merget, Forschungsinstitut für Arbeitsmedizin der Deutschen Gesetzlichen Unfallversicherung BGFA, 20. 8. 2009

Pers. Mitteilung Hr. Müller, Fa. Ballon-Müller AG, Herznach, 3. 8. 2009

Tel. Auskunft Fa. Qualatex/Pioneer Europe Ltd., 3. 8. 2009

Der lustigste Grund umzukippen

S. Antonini Revaz et al., »Synkope«. *PrimaryCare* 2005, Bd. 5, S. 344–348

D. Bloomfield, S. Jazrawi, »Shear hilarity leading to laugh syncope in a healthy man«. *The Journal of the American Medical Association* 2005, Bd. 293, S. 2863–2864

A. Faller, M. Schünke, *Der Körper des Menschen*. Stuttgart, 14. Aufl. 2004

K. Nishida et al., »Laugh syncope as a rare sub-type of the situational syncopes: a case report«. *Journal of Medical Case Reports* 2008, Bd. 2, S. 197

S. Sarzi Braga et al., »Laughter-induced syncope«. *The Lancet* 2005, Bd. 366, S. 426

Pers. Mitteilung Professor Hans-Peter Ludin, Humaine Klinik Zihlschlacht, Zihlschlacht, 9. 10. 2009

Wenn Patienten in die Röhre gucken

Verwirrende Abendunterhaltung

V. Ramani, »Audiogenic Epilepsy induced by a specific television performer«. *The New England Journal of Medicine* 1991, Bd. 325, S. 134–135

H. Schneble, Website des Deutschen Epilepsiemuseums Kork; www. epilepsiemuseum.org/alt/diagnostikd.html am 8. 10. 2009

Pers. Mitteilung Dr. Venkat Ramani, 14. 7. 2009

Horror vor dem Fernseher

S. Viskin, »Long QT syndromes and torsade de pointes«. *The Lancet*
1999, Bd. 354, S. 1625–1633

C. Vollmar et al., »Seizures on hearing the alarm clock«. *The Lancet*
2007, Bd. 370, S. 2172

A. A. Wilde, »Auditory stimuli as a trigger for arrhythmic events differ-
entiate HERG-related (LQTS2) patients from KVLQT1-related
patients (LQTS1)«. *Journal of the American College of Cardiology*
1999, Bd. 33, S. 327–332, zit. nach L. Husten, »When a ring at the
doorbell can be fatal«. *The Lancet* 1999, Bd. 353, S. 473
www.qtsyndrome.ch am 18. 10. 2009

Pers. Mitteilung Dr. med. Berend Feddersen, Klinik für Neuro logie,
Klinikum Großhadern, Universität München, 1. 9. 2009

Pers. Mitteilung Dr. med. Johannes Holzmeister, Oberarzt, Klinik für
Kardiologie, Universitätsspital Zürich, 12. 10. 2009

Pers. Mitteilung Professor Dr. med. François Verrey, Leiter des Instituts für Physiologie, Universität Zürich, 14. 10. 2009

Eine TV-Show, die an die Nieren ging

M. Bernardino, M. S. Parmar, »Oxalate nephropathy from cashew nut
intake«. *CMAJ* 2016, 189(10):E405-E408

Schweizerische Gesellschaft für Ernährung (Hrsg.), »Ernährung und
Nierensteine«., Bern, 2008

C. Weiss: »Oxalsäure«. *Ernährungsumschau* 11/2009, S. 636–
639

Die Kraft der Musik

Durchs falsche Loch geblasen

S. Evers et al., »Transient ischemic attacks caused by trumpet playing«.
Neurology 1998, Bd. 51, S. 1709–1710

D. Mukundan, O. Jenkins, »Images in clinical medicine. A tuba player with air in the parotid gland«. *The New England Journal of Medicine* 2009, Bd. 360, S. 710

Pers. Mitteilung Professor Stefan Evers, Klinik und Poliklinik für Neurologie, Universitätsklinikum Münster

Pers. Mitteilung Dr. med. Johannes Holzmeister, Oberarzt, Klinik für Kardiologie, Universitätsspital Zürich, 12. 10. 2009

Pers. Mitteilung Deepa Mukundan, Assistent Professor in Pediatrics, University of Toledo College of Medicine, 27. 10. 2009

Wenn der Druck steigt

A. P. Carlson et al., »Large cerebellar hemorrhage during trumpet playing: importance of blood pressure elevation during the valsalva maneuver: case report«. *Neurosurgery* 2008, Bd. 62, S. E1377; discussion S. E1377

S. Evers et al., »Cerebrovascular ischemic events in wind instrument players«. *Neurology* 2000, Bd. 55, S. 865–867

C. M. Kirsch et al., »Pneumoparotid due to Spirometry«. *Chest* 1999, Bd. 116, S. 1475–1478

Pers. Mitteilung Professor Stefan Evers, Klinik und Poliklinik für Neurologie Universitätsklinikum Münster

Wenn Musik ins Blut geht

»Bongo-Drum Disease«, *Lancet*, 1974 Jun 8; 1(7867):1152

CDC, Anthrax, https://www.cdc.gov/anthrax/specificgroups/animalworkers/hides-drums.html am 8. 10. 2017

CDC, »Cutaneous Anthrax Associated with Drum Making Using Goat Hides from West Africa – Connecticut, 2007«. *MMWR* June 13, 2008/ 57(23);628-631

CDC, »Gastrointestinal Anthrax after an Animal-Hide Drumming Event – New Hampshire and Massachusetts, 2009«. *MMWR* July 23, 2010/ 59(28);872-877

A. Riley, NHS Borders, »Report On The Management Of An Anthrax Incident In The Scottish Borders«. July 2006 to May 2007

Mitreißende Klänge

K. D. Jürgens (Hrsg.), *Physiologie*. München, 7. Aufl. 2004

M. Noppen et al., »Music: a new cause of primary spontaneous pneumothorax«. *Thorax* 2004, Bd. 59, S. 722–724

Pers. Mitteilung Professor Marc Noppen, UZ Brüssel, 11. 8. 2009

Trommeln ohne Ende

C. Vitale et al., »Compulsive drumming induced by dopamine agonists
in Parkinson's disease: Another aspect of punding«. *Behav Neurol.*
2013 Jan 1; 27(4):559-62

Politik und Gesundheit

Ein strahlender Urlauber

C. Buettner, M. I. Surks, »Police detainment of a patient following
treatment with radioactive iodine«. *The Journal of the American
Medical Association* 2002, Bd. 288, S. 2687

K. K. Gangopadhyay et al., »Triggering radiation alarms after radioiodine treatment«. *British Medical Journal* 2006, Bd. 333, S. 293–
294

M. E. Levin, K. C. Fischer, »Thallium stress tests and bank vaults«. *The
New England Journal of Medicine* 1988, Bd. 319, S. 587

B. Palumbo et al., »Triggering radiation alarm at security checks. Patients should be informed even after diagnostic nuclear medicine
procedures«. *Helleni C Journal of Nuclear Medicine* 2009, Bd. 12,
S. 47–50

G. J. Paz-Filho et al., »Radioiodine treatment triggers security alarms:
case report and review of literature«. *The Journal of Nuclear Medicine*
2008, Bd. 49, S. 337

»Die Radiojod-Therapie«. Klinik und Poliklinik für Nuklearmedizin,
Universitätsklinikum Hamburg-Eppendorf; www.uke.de/kliniken/
nuklearmedizin/index_13 936.php am 14. 10. 2009

H. Sinzinger et al., »Passive incorporation of radioisotopes and airport security«. *Nuclear Medicine Communications* 2007, Bd. 28, S. 423

Jane Sutton, »Radioaktive Patienten«. *Reuters*, 29. 1. 2007; »Therapie gutartiger Schilddrüsenerkrankungen«. Klinik und Poliklinik für Nuklearmedizin der Ludwig-Maximilians-Universität München; http://nuk.klinikum.uni-muenchen.de/therapie/002_ther_sd–gut. php am 14. 10. 2009
www.reuters.com/article/%20health-SP-A/
idUSN263 307 682 007 0209 am 14. 10. 2009

Ohnmächtig vor Zorn

M. Husmann et al., »Bundesratswahlen 2007 mit Folgen: Wenn einer seinen Sitz und ein anderer die Besinnung verliert«. *Schweizerisches Medizin-Forum* 2008, Bd. 8, S. 961–962

Die Folgen der Wiedervereinigung

»Fehlerberichts- und Lernsystem für Hausarztpraxen«. Fehler des Monats 92005; www.jeder-fehler-zaehlt.de/public/report/displaySingle Report.jsp?repID=214

T. Wiesner et al., »Vanished decimal point as cause of weight gain«. *The Lancet* 2006, Bd. 367, S. 1485

Pers. Mitteilung Dr. med. Julia Rohe, MPH, Ärztliches Zentrum für Qualität in der Medizin (ÄZQ), Bereich Patientensicherheit, 23. 9. 2009

Pers. Mitteilung Dr. med. Tobias Wiesner, Universitätsklinikum Leipzig, Medizinische Klinik III – Endokrinologie, Diabetologie, Nephrologie, 24. 9. 2009

Ein gesundheitsbewusster Mensch

S. A. Bingham et al., »Dietary fibre in food and protection against colorectal cancer in the European Prospective Investigation into Cancer and Nutrition (EPIC): an observational study«. *The Lancet* 2003, Bd. 361, S. 1496–1501

K. Harries et al., »Hazads of a ›healthy‹ diet«. *Annals of The Royal College of Surgeons of England* 1998, Bd. 80, S. 72

International Agency for Research on Cancer;
http://epic.iarc.fr/keyfindings.php am 23. 8. 2009

J. Lunn, J. L. Buttriss, »Carbohydrates and dietary fibre«. *Nutrition Bulletin* 2007, Bd. 32, S. 21–64

Pers. Mitteilung Dr. Ken Shute, Gwent Healthcare NHS Trust – Surgery, 2. 9. 2009

Ivan der Schreckliche

Meldungen der Nachrichtenagentur AP, 16. 9. und 19. 9. 2004

M. Tucker et al., »Acute illness from dry ice exposure during hurricane Ivan – Alabama, 2004«. *Morbidity and Mortality Weekly Report* 2004, 24. 12., Bd. 53, S. 1182–1183

Take-home-Vergiftung

T. Bernier et al., »Childhood Lead Poisoning Associated with Lead Dust Contamination of Family Vehicles and Child Safety Seats – Maine, 2008«. *Morbidity and Mortality Weekly Report* 2009, 21. 8., Bd. 58, S. 890–893

F. Busse et al., »Bleiintoxikationen durch gestrecktes Marihuana in Leipzig«. *Deutsches Ärzteblatt* 2008, Bd. 105, S. 757–762

R. L. Canfield et al., »Intellectual impairment in children with blood lead concentrations below 10 microg per deciliter«. *The New England Journal of Medicine* 2003, Bd. 348, S. 1517–1526

Wenn's bei der Arbeit läuft wie geschmiert

M. Carby, S. R. Smith, »A hazard of paint spraying«. *The Lancet* 2000, Bd. 355, S. 896

Medizinische Information der Herzchirurgischen Klinik am Universitätsklinikum Erlangen; www.herzchirurgie.uk-erlangen.de/e1799/e67/e274/e1219/index_ger.html am 6. 9. 2009

Hobbydoktoren

Ein steinreicher Patient

N. Ewald, P. D. Hardt, »Flushing stones? ›Liver purging‹ and ›gallbladder lavage‹«. *Deutsche Medizinische Wochenschrift* 2009, Bd. 134, S. 1774

M. Frey, M. D. Criblez, »Cholezystolithiasis«. *Schweizerisches Medizin-Forum* 2001, Nr. 32/33, S. 805–809

H. Lippert, *Lehrbuch Anatomie*. München, 7. Aufl. 2006

Medizinisches Wissensnetzwerk evidence.de der Universität Witten/Herdecke, »Patientenleitlinie Gallensteinleiden« 11/2005; www.patientenleitlinien.de/Gallensteine/body–gallensteine.html #1.1WassindGS am 19. 9. 2009

C. W. Sies, J. Brooker, »Could these be gallstones?«. *The Lancet* 2005, Bd. 365, S. 1388

Pers. Mitteilung Dr. rer. nat. Björn Antelmann, 16. 10. 2009

Pers. Mitteilung Dr. med. Nils Ewald, Third Medical Department, University Hospital Gießen and Marburg, 27. 9. 2009

Das unerklärliche Zucken

C. E. Bayliss et al., »The pacemaker-twiddler's syndrome: a new complication of implantable transvenous pacemakers«. Canadian Medical Association Journal 1968, Bd. 99, S. 371–373

W. A. Tonino, J. B. Winter, »Images in clinical medicine. The twiddler syndrome«. *The New England Journal of Medicine* 2006, Bd. 354, S. 956

Der Amateursportler

P. A. Gerber et al., »The dire consequences of doping«. *The Lancet* 2008, Bd. 372, S. 656

Pers. Mitteilung Dr. Peter Arne Gerber, Universität Düsseldorf/ Department of Physiology & Biophysics, University of California, Irvine, 11. 10. 2009 und 27. 10. 2009

Selbstbehandlung, die ins Auge geht

S. Kohler, »Vergleichstabelle systemische Glucocorticoide«. Stand 1. 7. 2009, Spital-Pharmazie, Universitätsspital Basel; www.spitalpharmazie-basel.ch/pdf/glucocorticoide.pdf am 11. 10. 2009

P. S. Severn, S. G. Fraser, »Bilateral cataracts and glaucoma induced by long-term use of oral prednisolone bought over the internet«. *The Lancet* 2006, Bd. 368, S. 618

Website der Klinik und Poliklinik für Augenheilkunde am Universitätsklinikum Carl Gustav Carus; http://augen.uniklinikum-dresden.de/ seite.asp?id=139 am 11. 10. 2009

Allergiestreiflichter

A. Armentia et al., »Asthma caused by a cathedral wall«. The New England Journal of Medicine 2001, Bd. 345, S. 1068–1069

I. Coulson et al., *British Medical Journal* 2008, Bd. 336, S. 104

P. Cullinan et al., »Asthma following occuptional exposure to Lycopodium clavatum in condom manufacturers«. *Thorax* 1993, Bd. 48, S. 774–775

M. Frei, »Gegen Kirchen, Liebhaber und Mehlwürmer«. *Tages-Anzeiger*, 12. 9. 2002

P. A. Galindo et al., »Mosquito bite hypersensitivity«. *Allergologia et Immunopathologia (Madr)* 1998, Bd. 26, S. 251–254

M. Kalavatha et al., *British Medical Journal* 2006, Bd. 333, S. 1078

A. Krakowiak et al., »Occupational contact urticaria and rhinoconjunctivitis in a veterinarian from bull terrier's seminal fluid«. *Contact Dermatitis* 2004, Bd. 50, S. 385

J. D. Seebach et al., »Ameisengift: eine seltene Ursache für allergische Reaktionen in der Schweiz«. *Schweizerische Medizinische Wochenschrift* 2000, Bd. 130, S. 1805–1813

Z. Peng, F. E. Simons, »Advances in mosquito allergy«. *Current Opinion in Allergy and Clinical Immunology* 2007, Bd. 7, S. 350–354

Pers. Mitteilung Professor Brunello Wüthrich

Pers. Mitteilung Peter Wyer, Restaurator, Schweizerische Landesmuseen, Sammlungszentrum Affoltern a. A.

Pers. Mitteilung Dr. Konrad Zehnder, Geotechnische Kommission, ETH Zürich, 6. 8. 2009

Y. Yamaguchi, H. Ujiie, »Mighty mites«. *BMJ*, 2017; 358:j2790

Quiz

Der Schatten im Rachen

A. Arora et al., »Mystery of the missing denture: an unusual cause of respiratory arrest in a nonagenarian«. *Age and Ageing* 2005; 34: 519–520

Erbrechen, Durchfall, Tod

M. Farré et al., »Fatal oxalic acid poisoning from sorrel soup«. *Lancet* 1989 Dec 23-30; 2(8678-8679):1524

S. N. Selçuk et al., »Acute tubulointerstitial nephritis due to large amount of sorrel (Rumex acetosa) intake«. *Clin Toxicol (Phila)* 2015 Jun; 53(5):497

C. Weiss, »Oxalsäure«. *Ernährungsumschau* 11/2009, S. 636–639

Ein verwirrtes Ehepaar

H.J. Southgate et al., »Lessons to be learned: a case study approach. Unseasonal severe poisoning of two adults by deadly nightside (Atropa belladonna)«. *The Journal of the Royal Society for the Promotion of Health* 2000, Bd. 120, S. 127–130

Der Killer in der Lunge

T.J. Gaeta et al., »AIDS in the Elderly: New York City Vital Statistics«. *The Journal of Emergency Medicine* 1996, Bd. 14, Nr. 1, S. 19–23

L. Tavoschi et al., »New HIV diagnoses among adults aged 50 years or older in 31 European countries, 2004–15: an analysis of surveillance data«. *Lancet HIV* 2017, published online September 26, 2017 http://dx.doi.org/10.1016/S2352-3018(17)30155-8

Dank

Ohne die Hilfe der Patienten und ihrer Ärzte wäre dieses Buch nicht erschienen. Bei ihnen allen möchte ich mich zutiefst bedanken. Ich hoffe, dass das, was die Patienten erlitten haben, anderen erspart bleibt. Dazu soll das Buch beitragen. Den Ärzten möchte ich dafür danken, dass sie die Fälle in Fachzeitschriften beschrieben haben, und dafür, dass sie meine – teils wiederholten – Nachfragen und Bitten fast ausnahmslos beantworteten. Das ist im hektischen Klinik- und Praxisalltag nicht selbstverständlich.

Eine fantastische Hilfe waren die Mitarbeiter verschiedenster Fachzeitschriften, die aus den Archiven unglaubliche Fälle herausgesucht haben. Ebenso bedanken möchte ich mich bei den Ärzten und Naturwissenschaftlern, die mir in komplizierten Dingen »Nachhilfe« gaben oder Textpassagen gegengelesen haben.

Meine Mutter und Wolfgang haben als Erstleser der aktualisierten Neuauflage sehr wertvolle Hilfe geleistet – herzlichen Dank!

Meiner Lektorin Marion Voigt möchte ich ein besonderes Kränzchen winden. Sie hat mit feinem Schliff und pfiffigen Ideen sprachliche Holprigkeiten geglättet. Und mit gut platzierten Nachfragen zielsicher die Stellen gefunden, die der Verbesserung bedurften. Ihnen allen vielen Dank!

Register

Acetylcholin 138, 140

Achterbahntherapie 16 f.

Adalat (Retardtabletten) 39

Adenosin 127 f.

Adrenalin 15, 42, 91

Aids 215

Akne 202

Akupunktur 19

Alkohol 35 f., 55, 64, 95 f., 106, 209

Allergische Reaktion 43, 47, 91 f., 205

Anabolika 202

Angst 18. 101, 121, 132 f., 148, 153

Anthrax 179 f.

Antibabypille 130

Aspergillus (Schimmelpilz) 60

Aspiration → Fremdkörper-Aspiration 55

Asthma 45, 54, 161, 205

Atari-Finger 159

Atemnot 21, 43, 106, 134, 137, 164, 207

Atropin 140

Augen 13, 60, 96 f., 142, 202

Avicenna (persischer Arzt) 30

Bacillus anthracis (Bakterium) 179

Bandscheiben 18 f.

Bauchkoliken 113, 136

Bauchschmerzen 34, 52, 72, 119, 124, 200.

Bauchspeicheldrüsen 36, 91, 151 -krebs 95

Bergamotte 105

Bergapten 105

Betablocker 172

Bettwanzen 112

Bewusstlosigkeit 76, 123, 132, 166

Bezoare 40 f., 104

Bilirubin 96, 199

Blasensteine 20.

Bleivergiftung 32, 77, 136, 194

Blicklähmung 79, 81

Blinddarm 136

Blut im Urin 86, 162

Blutarmut (Anämie) 32, 66 f., 76, 81, 111, 148, 211

Blutdruck 29, 39, 42, 106, 126, 153, 167, 175, 190

Bluterguss 50, 123, 133, 144

Blutgerinnsel 129, 176

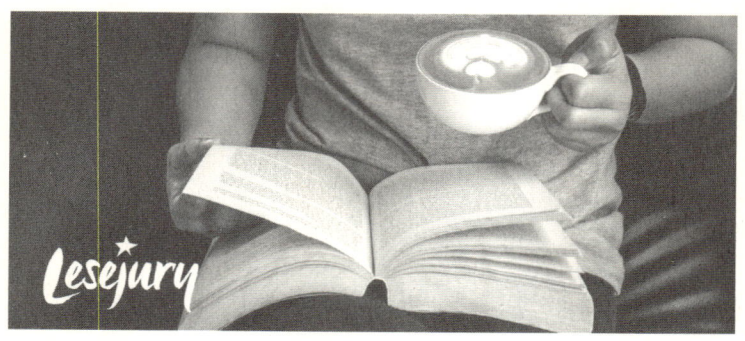

Die Community für alle, die Bücher lieben

In der Lesejury kannst du

⭐ Bücher lesen und rezensieren, die noch nicht erschienen sind

⭐ Gemeinsam mit anderen buchbegeisterten Menschen in Leserunden diskutieren

⭐ Autoren persönlich kennenlernen

⭐ An exklusiven Gewinnspielen und Aktionen teilnehmen

⭐ Bonuspunkte sammeln und diese gegen tolle Prämien eintauschen

Jetzt kostenlos registrieren: www.lesejury.de

Folge uns auf Instagram & Facebook:
www.instagram.com/lesejury
www.facebook.com/lesejury